骨科医疗及护理
工作手册

组织编写　中国人民解放军联勤保障部队第九○九医院

主审　莫　群　郝国伟　　　　主编　丁真奇　吴　进

中国科学技术出版社

·北　京·

图书在版编目（CIP）数据

骨科医疗及护理工作手册 / 丁真奇，吴进主编. —北京：中国科学技术出版社，2024.7
ISBN 978-7-5236-0762-6

Ⅰ.①骨… Ⅱ.①丁… ②吴… Ⅲ.①骨科学－医疗卫生服务－手册 ②骨科学－护理学－手册
Ⅳ.① R68-62 ② R473.6-62

中国国家版本馆 CIP 数据核字（2024）第 097978 号

策划编辑　丁亚红　孙　超
责任编辑　丁亚红
文字编辑　方金林
装帧设计　华图文轩
责任印制　徐　飞

出　　版　中国科学技术出版社
发　　行　中国科学技术出版社有限公司
地　　址　北京市海淀区中关村南大街 16 号
邮　　编　100081
发行电话　010-62173865
传　　真　010-62179148
网　　址　http://www.cspbooks.com.cn

开　　本　710mm×1000mm　1/16
字　　数　251 千字
印　　张　13.5
版　　次　2024 年 7 月第 1 版
印　　次　2024 年 7 月第 1 次印刷
印　　刷　北京盛通印刷股份有限公司
书　　号　ISBN 978-7-5236-0762-6/R·3286
定　　价　128.00 元

编著者名单

组织编写　中国人民解放军联勤保障部队第九〇九医院

主　　审　莫　群　郝国伟

主　　编　丁真奇　吴　进

副 主 编　练克俭　林　斌　刘　晖　康两期　翟文亮　王艺敏

编　　者　（以姓氏汉语拼音为序）

蔡弢艺　陈长青　陈　卫　陈漳鑫　陈志文　邓辉云　郭林新　郭志民

何明长　何艺娇　洪海参　洪加源　胡晓阳　黄燕惠　黄砖枝　李延伟

林燕妹　林玉芸　刘庆军　沙　漠　石　诚　石玲玲　吴欣宇　谢　黎

尤芸芸　詹美芳　张　聪　张金辉　张英梅　郑佳鹏　郑振华　周　亮

- -

内容提要

医疗及护理工作的有序进行是确保患者得到高质量医疗服务的基础。随着人们健康意识的增强，医疗和护理工作越来越受到重视。本书详细探讨了骨科医疗和护理工作的制度与流程，以期提高医疗服务质量，让患者得到更好的医疗护理。

本书由中国人民解放军联勤保障部队第九〇九医院骨科主任丁真奇教授牵头，科室多位专家各施所长、倾力合作编撰而成，对骨科医疗及护理工作的制度、流程、临床工作路径和规范等内容进行了全面系统的介绍。书中不仅对骨科常见疾病和急危重症的基本理论、基本技术、规范化的诊疗流程进行了系统阐述，还以第九〇九医院骨科为例，介绍了日常管理制度与常见应急情况处理预案的各种细节，旨在确保医疗质量，展现学科风采，促进学科建设，为更多基层医院骨科提供一份可借鉴的临床工作指南和诊疗规范。

前　言

　　质量是医院建设的永恒主题，规范化诊疗是医院可持续发展的动力源泉。中国人民解放军联勤保障部队第九〇九医院的改革发展已到了新的阶段，要树立新发展理念，把握新发展格局，通过医疗质量建设，推动医院进一步高质量发展。虽然前期工作有了初步成效，但面临改革以来的新形势、新特点、新机遇，第九〇九医院也对自身提出了更高的内在要求，首当其冲就是学科建设。学科是医院建设的基本单位，是承载医院人才、技术、品牌和服务等核心要素的重要载体。学科的好坏决定了医院能否可持续发展，能否继续保持荣誉。

　　中国人民解放军联勤保障部队第九〇九医院骨科是全军骨科中心，也是医院的龙头科室，按"院中院"模式运行。一代代骨科人在"团队至上，崇医厚德，图强创新"的独特科室文化熏陶下，在"心里有话说出来，关键时刻站出来，遇到困难冲上来，攻坚战时一起来"的骨科人精神鼓舞下，不断奋进，积极探索，勇攀医学高峰。2022年底我院骨科获评首批全军临床重点专科、联勤保障部队医学重点专科，将科室的发展推上一个新的高度。为了建设好这两个重点专科，我们集全科之力编撰了这本临床工作手册。

　　本书以落实核心医疗制度为抓手，以科室质量管理为主线，描述了一套以日常医疗制度、公共应急情况处置、骨科常见疾病及急危重症规范化诊疗等为主体的创新性质控体系。全书分为上、中、下三篇，旨在总结、凝练骨科几十年的工作制度、流程、临床工作路径和规范等，确保医疗质量，展现学科风采，促进学科建设，使之成为全院可借鉴的临床工作指南和诊疗规范，同时将具有骨科特色的工作指南和诊疗规范向全国范围推广。

丁真奇

目　录

上篇　日常制度与应急预案

中篇　骨科常见疾病规范化诊疗流程

下篇　骨科急危重症处理流程

上篇　日常制度与应急预案

第1章　科室日常规章制度

一、首诊负责制度（细则）

首诊负责制度是指患者的首位接诊医师（首诊医师）在一次就诊过程结束前或由其他医师接诊前，负责该患者全程诊疗管理的制度。首诊医师对患者的检查、诊断、治疗、抢救、转院和转科等工作负责，医院和科室的首诊责任参照医师首诊责任执行。

1. 首诊医师必须详细询问病史，进行体格检查、必要的辅助检查和处理，并认真记录病历。对诊断明确的患者应积极治疗或提出处理意见；对诊断尚未明确的患者应在对症治疗的同时，及时请上级医师或有关科室医师会诊，被邀科室须有总住院医师以上人员参加会诊。

2. 对需要紧急抢救的患者，首诊医师须采取积极措施先抢救，再办理挂号和交费等手续，不得延误抢救时机。若为非所属专业疾病或多科疾病，应组织相关科室会诊或报告卫勤处（或医疗总值班）组织会诊。危重症患者如需检查、住院或转院者，首诊医师应陪同或安排医务人员陪同护送。

3. 首诊医师抢救急、危、重症患者，在病情稳定之前不得转院。因医院病床、设备和技术条件所限，须请上级医师亲自察看病情，决定是否可以转院。非本院诊疗科目范围内疾病，应告知患者或其法定代理人，经评估病情允许后，建议患者前往相应医疗机构就诊。对需要转院而病情允许转院的患者，须由首诊医师（必要时由医疗总值班）先与接收医院联系，对病情记录、途中注意事项、护送等均须做好交代和妥善安排。

4. 复合伤或涉及多科室的危重患者抢救，在未明确由哪一科室主管之前，除首诊科室负责诊治外，所有的相关科室须执行危重患者抢救制度，协同抢救，不得推诿，不得擅自离去。各科室分别进行相应的处理并及时做病历记录。

5. 首诊医师在处理患者，特别是急、危、重患者时，有组织相关人员会诊、决定患者收住科室等医疗行为的决定权，任何科室、任何个人不得以任何理由推诿或拒绝。

6. 首诊医师下班前，应将患者移交接班医师，把患者的病情及需注意的事项交代清楚，并认真做好交接班记录。

二、三级查房制度（细则）

三级查房制度是指患者住院期间，由不同级别的医师以查房的形式实施患者病情评估、制订与调整诊疗方案、观察诊疗效果等医疗活动的制度。

1. 科主任、主任医师（含副主任医师）或主治医师查房，应有住院医师、护士长和有关人员参加。科主任、主任医师（含副主任医师）查房每周至少 2 次，主治医师查房每周至少 3 次，查房一般在上午进行。住院医师对所管伤病员的查房工作日每天至少 2 次，非工作日每天至少 1 次。术者必须亲自在术前和术后 24h 内查房。

2. 对危重患者，住院医师应随时观察病情变化并及时处理，必要时可请主治医师、主任医师、科主任检查患者，指导诊疗工作。

3. 查房前医护人员要做好准备工作，如病历、X 线片、各项相关检查报告及所需的检查器材等。查房时要自上而下逐级严格要求、认真负责、尊重患者、注意仪表、保护隐私和加强沟通。经治的住院医师要报告简要病历、当前病情并提出需要解决的问题。主任或主治医师可根据情况做必要的检查和病情分析，并做出肯定性的指示。

4. 查房内容。

(1) 科主任、副主任和高级职称医师查房，要解决疑难病例；审查对新入院、重危病员的诊断、治疗计划；决定重大手术及特殊检查治疗；抽查医嘱、病历、护理质量；听取医师、护士对诊疗护理的意见；进行必要的教学工作。

(2) 主治医师或上级医师查房，要求对所管患者分组进行系统查房，尤其对新入院、危重、诊断未明、治疗效果不好的病员进行重点检查与讨论；听取医师和护士的反馈；倾听病员的陈述；检查病历并纠正其中错误的记录；了解患者病情变化并征求对饮食、生活的意见；检查医嘱执行情况及治疗效果；决定出、转院问题。

(3) 住院医师或经治医师查房，要求先重点巡视危重、疑难、待诊断、新入院、手术后的患者，同时巡视一般患者；检查检验报告单，分析检查结果，提出进一步检查或治疗的意见；检查当天医嘱执行情况；给予必要的临时医嘱并开具次晨特殊检查的医嘱；检查患者饮食情况；主动征求病员对医疗、护理、生活等方面的意见。总住院医师应带领住院、进修、实习医师进行晚间查房。

5. 护士长每日查房不少于 1 次，总护士长每周查房不少于 1 次，主要检查护理质量，研究解决疑难护理问题，结合实际教学。护理部主任每月至少查房 2 次，重点检查护理质量，研究解决护理和护理管理中的相关问题。

三、会诊制度（细则）

会诊是指出于诊疗需要，由本科室以外或本机构以外的医务人员协助提出诊疗意见或提供诊疗服务的活动。规范会诊行为的制度称为会诊制度，包括急诊会诊、科间会诊、院内会诊、院外会诊等。

（一）凡遇下列情况，应及时申请会诊

疑难危重病例需要相关科室协助诊治；危急患者需要及时抢救；重大手术前因病情复杂，涉及多学科知识，需要提供协助；医疗纠纷需要分析判断；以本科专业基础性疾病收入院后经诊断有其他科专业情况或存在并发症；家属或患者有会诊要求，需要转科治疗等。

（二）会诊规则

1. 申请会诊要求

根据病情需要会诊的，科室必须及时提出申请。申请会诊的医师应做好会诊前的准备，提供必要的病史、体格检查结果、辅助检查结果、诊疗经过，目前病情和需解决的问题。会诊时，申请医师或值班医师需在场介绍病情，协助处理。

2. 应邀会诊要求

(1) 接受邀请的科室应在规定的时间内完成会诊；紧急会诊须随时应诊。

(2) 会诊医师一般由总住院医师或主治医师（含）以上人员担任，急会诊可由总住院医师或值班医师担任；保健对象必须由副主任医师及以上人员担任会诊专家。

(3) 会诊医师应对伤病员进行详细查体和病史补充询问，结合相关检查资料，综合分析，提出明确会诊意见，并记录在会诊单上，诊疗意见应具体和有可操作性。

(4) 对于急危重症和疑难复杂病例，会诊医师对专科情况的诊断和处理把握不定时，应及时向上级医师汇报、请求指导，不得延误诊治。

3. 会诊结束后要求

(1) 会诊结束后经治医师应及时向患者或其近亲属告知其病情和新的诊疗意见。

(2) 经治医师将会诊意见的主要内容转抄到病程记录中并认真组织实施；实施后病情无好转、加重或出现变化时必须及时反馈给会诊专科并报告上级医师。

（三）会诊类别

1. 急诊会诊

可以电话或书面形式通知相关科室，相关科室在接到会诊通知后，应在 10min

内到位。会诊医师在签署会诊意见时应注明时间（具体到分钟）。急会诊应由住院医师及以上职称医师发出，情况紧急时可口头报告上级医师后发单，并在申请单上注明"急"字。

2. 科间会诊

患者病情超出本科专业范围，需要其他专科协助诊疗者，需行科间会诊。科间会诊由主管医师提出，填写会诊单，写明会诊要求和目的，经上级医师签字同意后送交被邀请科室。应邀科室应在 24h 内派主治医师以上人员进行会诊。会诊时主管医师应在场陪同，介绍病情，听取会诊意见。会诊后要填写会诊记录。

3. 院内会诊

病情疑难复杂且需要多科共同协作者、突发公共卫生事件、重大医疗纠纷或某些特殊患者等应进行全院会诊。全院会诊由科室主任提出，报卫勤处同意并决定会诊日期。会诊科室应提前将会诊病例的病情摘要、会诊目的和拟邀请科室或人员报卫勤处质量管理科，由其组织并通知相关科室人员参加。参加会诊医师应由主任（副主任）医师担任，个别科室因人员紧张无法安排副主任医师以上人员参加的，可安排高年资主治医师参加。会诊时一般由申请会诊科室主任主持，卫勤处领导或助理员参加，应力求明确诊治意见。主管医师认真做好会诊记录，并将会诊意见摘要记入病程记录。

4. 院外会诊

根据病情需请院外会诊者，填写院外会诊申请单，经科主任或（副）主任医师审签，报卫勤处批准。会诊意见由经治医师记录于病程记录中。前往或邀请机构外会诊，应当严格遵照国家相关规定执行。

（四）考评奖惩

职能部门应定期组织会诊情况专项检查，会诊质量纳入科室质量考评体系。

四、疑难病例讨论制度（细则）

疑难病例讨论制度是指为尽早明确诊断或完善诊疗方案，对诊断或治疗存在疑难问题的病例进行讨论的制度。

1. 疑难病例的范围包括但不限于出现以下情形的患者：①入院 3 天内没有明确诊断或诊疗方案难以确定；②疾病在应有明确疗效的周期内未能达到预期疗效；③非计划再次住院和非计划再次手术；④出现可能危及生命或造成器官功能严重损害的并发症等。

2. 疑难病例均应由科室或卫勤处质量管理科组织开展讨论，每月不少于 1 次。讨论原则上应由科主任或主任医师（副主任医师）主持，全科人员参加，必要时邀请相关科室人员或机构外人员参加。参加疑难病例讨论成员中应当至少有 2 人具有主治及以上专业技术职务任职资格，要认真进行讨论，尽早明确诊断，提出治疗方案。

3. 主管医师须事先做好准备，将有关材料整理完善，写出病历摘要，做好发言准备。

4. 主管医师应作好书面记录，并将讨论结果记录于《疑难病例讨论记录本》。记录内容包括讨论日期、主持人及参加人员的专业技术职务、病情报告及讨论目的、参加人员发言、讨论意见等，记录医师签名，主持人需审核并签字，确定性或结论性意见记录于病程记录中。

五、急危重患者抢救制度（细则）

本制度指为控制病情、挽救生命，对急危重患者进行抢救并对抢救流程进行规范的制度。

（一）急危重患者的范围（包括但不限于）

1. 病情危重，可能存在危及生命或重要脏器功能的严重损害。

2. 生命体征不稳定并有恶化倾向。

3. 各种因素导致的病情突变和恶变，包括外科手术、各种诊疗操作和用药后发生的不良事件及不良反应，可能存在危及生命或重要脏器功能的严重损害。

（二）建立绿色通道机制

确保急危重患者优先救治，或为非本机构诊疗范围内的急危重患者的转诊提供必要的帮助。

（三）抢救的组织实施

1. 基本原则

尽全力抢救急危重患者，做到统一指挥、明确分工、紧密配合、积极救治、详细记录。情况紧急时，要边研究边抢救，迅速果断处理，同时向医疗总值班报告，抢救结束后要认真总结经验。

2. 基本流程

快速响应、积极处置、呼叫支援（含请示报告）、协同救治、查明原因、后续处理、做好沟通。

3. 基本要求

(1) 各级医务人员对抢救呼叫必须迅速响应并到达现场，不得拖延。床旁医技检查、急查项目、急救用血和用药等应全力快速配合。

(2) 在医师未到达前，护士可酌情先予急救基本措施，如吸痰、人工呼吸、给氧、心电监护、建立静脉通道输液、止血等。

(3) 抢救由现场级别或年资最高的医师主持，原则上科主任或高级职称医师应及时到位主持，主治医师或总住院医师组织实施。紧急情况下医务人员参与或主持急危重患者的抢救，不受其执业范围限制。遇有重大抢救或批量重伤员，卫勤处或院领导应亲临现场协调指挥。全院性抢救由院领导主持，卫勤处组织实施。

(4) 抢救时必须严格执行抢救规程和预案，确保抢救工作快速、准确。口头医嘱要求准确、清楚，护士在执行口头医嘱时必须复述一遍。在抢救过程中要做到边抢救边记录，未能及时记录的，相关医务人员应当在抢救结束后 6h 内据实补记，并加以说明，抢救结束后应在 30min 内补开医嘱，抢救记录时间均应具体到分钟，主持抢救的人员应当审核并签字。

(5) 需转运做医技检查、办理入院或转科的患者应待病情相对稳定，由经治医师及护理人员护送，并备好转运急救药材。严防转运途中出现心搏骤停等危急事件。转运过程中，应告知转运的必要性和可能发生的意外风险及防治措施。

(6) 抢救中要随时做好与患者家属的沟通和告知工作，口头（抢救时）或书面告知病危并签字，及时签署必要的知情同意书。

(7) 不参加抢救工作的医护人员应做好抢救后勤工作，疏导患者家属。

(8) 若系意外情况抢救后，应做好文书和相关用品的保存。

（四）抢救的能力保持

1. 各科室要建立完善应急响应和快速支援体系，做到"两明确"：明确住院总、副班与二线班、科室领导（含履行相应职责人员）的响应要求；根据时段特点（如午夜间、节假日）、当日负荷（收治量和危重患者数等）、时段任务（同时段同时救治情况）等情形，明确并合理调配技术力量。

2. 各科室应根据情况、任务和楼层分布，规范设置抢救室，备齐急救设备、器材、药品，做到"五定"要求，确保随时正常使用。"五定"即定位存放、定人管理、定期检查、定量补充（维护）、定期消毒。成套急救设备与器材（含耗材）应以快速取用的原则，一起存放。

3. 各专科重症室、ICU 或同类病室做到"两必须"：要有完善的监护、抢救和复苏系统，必须处于正常备用状态；重症室或 ICU 必须预留至少 1 张床位。

4. 各专科要建立健全各项抢救预案、措施和流程，做到"四点"：预案和流程要具体、明确，要有专科针对性、易操作，要装订成册、便于执行，要全员熟练掌握。

5. 各科室经常性组织抢救技术专业训练，做到"两加强、三掌握"：加强医疗风险识别与防范措施，加强早期识别评估、早期干预处置、快速支援协助；熟练掌握急救设备、器材、药品的使用，熟练掌握心肺脑复苏和重要脏器功能保护技术，熟练掌握专科预案和流程。

（五）医院建立抢救资源与紧急调配机制

由卫勤处、护理部组织实施，经常性组织科室急救能力检查和院级调配情况评估，并列入考评。

六、术前讨论制度（细则）

术前讨论制度是指以降低手术风险、保障手术安全为目的，在患者手术实施前，医师必须对拟实施手术的手术指征、手术方式、预期效果、手术风险和处置预案等进行讨论的制度。

1. 术前讨论分为手术组讨论和全科讨论。除以紧急抢救生命为目的的急诊手术外，所有住院患者手术必须实施术前讨论，术者必须参加。对重大、新开展的手术，特殊手术，疑难、致残、重要器官摘除手术及三级、四级手术，必须进行全科术前讨论。临床科室应当明确本科室开展的各级手术术前讨论的范围并经卫勤处审定。全科讨论应当由科主任或其授权的副主任主持，科内所有医师参加，手术医师、护士长和责任护士必须参加，必要时邀请医疗管理部门和相关科室参加。患者手术涉及多学科或存在可能影响手术的合并症时，应当邀请相关科室参与讨论，或事先完成相关学科的会诊。

2. 对于疑难、复杂、重大手术，病情复杂需相关科室配合者，应提前 2~3 天邀请麻醉科及有关科室人员会诊，并做好充分的术前准备。

3. 术前讨论时经管医师应详细介绍患者病情，并提供患者充足的病历资料，包括影像学、实验室检查等结果。讨论时各级医师应充分发表意见，全面分析，做出明确结论，形成手术方案。

4. 讨论内容包括：诊断及其依据；手术适应证；手术方式、要点及注意事项；手术可能发生的危险、意外、并发症及其预防措施；麻醉方式的选择，手术室的配合要求；术后注意事项（包括术后观察事项及护理要求），患者思想情况与要求等；检查术前各项准备工作的完成情况。

5. 术前讨论应在术前 72h 内完成，术前讨论完成后方可开具手术医嘱，由主管医师与主刀医师共同将讨论结果向患者或患者家属详细交代，充分沟通并签署知情同意书。

6. 术前讨论由专人记录，必须填写参加人员、讨论时间、发言详细内容、结论等，记录者须签名并经主刀医师或科主任签字确认，讨论情况记入病历。

七、值班和交接班制度（细则）

（一）值班制度

1. 值班医务人员必须为本机构具有执业资格的医务人员，非本机构执业医务人员不得单独值班。当值人员不得擅自离岗，休息时应当在指定的地点休息。

2. 各病区值班医务人员实行 24h 值班制。

(1) 值班人员必须坚守岗位，履行职责，做好病区管理，确保医疗护理工作不间断，认真执行查对制度，填写《值班记录》，并由交班人员和接班人员共同签字确认。

(2) 各级值班人员应当确保通信畅通，副班和二线班必须保持在位，接到请求电话时应立即前往。

(3) 病区医师值班设值班员、副班和二线班。

(4) 总住院医师实行 24h 在岗制。

(5) 未经交接班，值班人员不得擅自离开岗位，以确保诊疗、护理工作不间断。

3. 工作内容。

(1) 值班医师在其他医师不在班时，负责全科伤病员和新入院伤病员的临时医疗处置及科间急会诊，期间所有的诊疗活动必须及时记入病历，书写新入院伤病员的首次病程记录，严密观察危重、手术后伤病员的病情变化，必要时完成当班期间病程记录，负责检查、指导值班护士工作，遇到困难或疑问时应及时请示二线班或科主任。

(2) 值班护士按时巡视患者，掌握病情，发现病情变化及时向值班医师报告。

(3) 值班护士负责完成新入院或急诊患者的收容及一切处置工作，并积极参加病室内危重患者的抢救工作。

(4) 值班人员要负责病室及探视、陪伴人员的管理，遇有可疑人员及时询问，遇有重要或异常情况及时向上级报告。

4. 值班医师不得"一岗双责"，当班期间不得参加择期手术；参加紧急手术时，必须安排具有执业医师证的医师值班；一般急诊手术由副班、二线班或总住院医师承担；急诊抢救、会诊等需要离开病区时，必须向值班护士说明去向及联系方法，遇有情况及时返回。

5. 各科室均应参照安排昼夜值班人员，保证诊疗工作不间断和科室安全，值班表应当在全院公开。

（二）交接班制度

1. 科室每天上午晨会集体交接班，由科室主任主持，全体医务人员参加，值班医师和护士汇报当班期间伤病员流动情况和新入院、转科、危重、手术前后、特殊检查等伤病员的病情，由主任及护士长讲评，并布置当日工作，适时传达院周会精神，交接班一般不超过 15min。

2. 交接班时要求做到"四看五查一巡视"。

(1) 四看：看医嘱本、病室报告、体温本、各项护理记录是否完整准确，有无遗漏或错误。

(2) 五查：查新入院、术前准备、危重瘫痪、大小便失禁、大手术后患者的各项处置是否妥善、及时、齐全。

(3) 一巡视：对于四级手术患者手术当日、重危、大手术后及特殊病情变化的患者，交接班人员应共同巡视，进行床旁交接，特殊情况个别交班。

(4) 当面查对、清点麻醉精神药品及相关物品、器材等，进行登记并签名。

八、死亡病例讨论制度

（一）定义

死亡病例讨论制度是指为全面梳理诊疗过程、总结和积累诊疗经验、不断提升诊疗服务水平，对院内死亡病例的死亡原因、死亡诊断、诊疗过程等进行讨论的制度。

（二）基本要求

1. 死亡病例讨论一般应在患者死亡后 1 周内召开；特殊病例（存在医疗纠纷的病例）应及时组织讨论；尸检病例在尸检报告出具后 1 周内必须再次讨论。

2. 死亡病例讨论应当在全科范围内进行，由科主任主持，医护人员和其他相关人员参加，必要时请医务部派人参加。由主管医师汇报病情、诊治及抢救经过、死亡原因初步分析及死亡初步诊断等。死亡病例讨论内容包括诊断、治疗经过、死亡原因、死亡诊断及经验教训。

3. 讨论记录应详细记录在《死亡病例讨论记录本》中，包括讨论日期、主持人及参加人员姓名、专业技术职务、讨论意见等，记录医师签名，经主持人审核并签字，将形成一致的结论性意见摘要记入病历中。

九、手术安全核查制度

（一）定义

手术安全核查制度是指在麻醉实施前、手术开始前和患者离开手术室前对患者身份、手术部位、手术方式等进行多方参与的核查，以保障患者安全的制度。

（二）基本要求

1. 手术安全核查是由具有执业资质的手术医师、麻醉医师和手术室护士三方（以下简称三方），分别在麻醉实施前、手术开始前和患者离开手术室前，共同对患者身份和手术部位等内容进行核查的工作。

2. 本制度适用于各级各类手术，其他有创操作可参照执行。

3. 手术患者均应佩戴标示有患者身份识别信息的标识以便核查。

4. 手术安全核查由手术医师或麻醉医师主持，三方共同执行并逐项填写《手术安全核查表》。

5. 实施手术安全核查的内容及流程。

(1) 麻醉实施前：三方按《手术安全核查表》依次核对患者身份（姓名、性别、年龄、住院号）、手术方式、知情同意情况、手术部位与标识、麻醉安全检查、皮肤是否完整、术野皮肤准备、静脉通道建立情况、患者过敏史、抗菌药物皮试结果、术前备血情况、假体、体内植入物、影像学资料等内容。

(2) 手术开始前：三方共同核查患者身份（姓名、性别、年龄）、手术方式、手术部位与标识，并确认风险预警等内容。手术物品准备情况的核查由手术室护士执行并向手术医师和麻醉医师报告。

(3) 患者离开手术室前：三方共同核查患者身份（姓名、性别、年龄），实际手术方式，术中用药、输血的核查，清点手术用物，确认手术标本，检查皮肤完整性、动静脉通路、引流管，确认患者去向等内容。

(4) 三方确认后分别在《手术安全核查表》上签名。

6. 手术安全核查必须按照上述步骤依次进行，每一步核查无误后方可进行下一步操作，不得提前填写表格。

7. 术中用药、输血的核查：由麻醉医师或手术医师根据情况需要开具医嘱并做好相应记录，由手术室护士与麻醉医师共同核查。

8. 住院患者《手术安全核查表》应归入病历中保管，非住院患者《手术安全核查表》由手术室负责保存 1 年。

9. 手术科室、麻醉科与手术室的负责人是本科室实施手术安全核查制度的第一责任人。

10.医院相关职能部门应加强对本机构手术安全核查制度实施情况的监督与管理，提出持续改进的措施并加以落实和考评。

十、手术分级管理制度

（一）定义

手术分级管理制度是指为保障患者安全，按照手术风险程度、复杂程度、难易程度和资源消耗不同，对手术进行分级管理的制度。

（二）手术分级范围与原则

按照手术技术难度、复杂程度和风险水平，手术分为四级。

1. 一级手术

技术难度较低、手术过程简单、风险度较低的各种手术。

2. 二级手术

技术难度一般、手术过程不复杂、风险度中等的各种手术。

3. 三级手术

技术难度较大、手术过程较复杂、风险度较高的各种手术。

4. 四级手术

技术难度大、手术过程复杂、风险度高的各种手术。

（三）手术医师准入原则

1. 住院医师

(1) 低年资住院医师：从事住院医师工作 3 年以内，或临床硕士研究生毕业、从事住院医师 2 年以内者。在上级医师现场指导下，逐步开展并熟练掌握一级手术。

(2) 高年资住院医师：从事住院医师工作 3 年以上，或临床硕士研究生毕业、从事住院医师工作 2 年以上。在熟练掌握一级手术的基础上，在上级医师现场指导下逐步开展二级手术。

2. 主治医师

(1) 低年资主治医师：担任主治医师 3 年以内，或临床博士研究生毕业 2 年以内者。可主持二级手术，在上级医师现场指导下逐步开展三级手术。

(2) 高年资主治医师：担任主治医师 3 年以上，或临床博士研究生毕业 2 年以上者。可主持三级手术，在上级医师现场指导下，适当开展部分四级手术。

3. 副主任医师

(1) 低年资副主任医师：担任副主任医师 3 年以内。可主持三级手术，在上级医师现场指导下或根据实际情况，逐步开展四级手术。

(2) 高年资副主任医师：担任副主任医师 3 年以上者。可主持四级手术，在上级医师现场指导下或根据实际情况可主持新技术、新项目手术及科研项目手术。

4. 主任医师

以开展四级手术为主，可主持新技术、新项目手术或经主管部门批准的高风险科研项目手术。

（四）手术审批权限

手术审批是控制手术质量的关键环节之一，对所有拟施行的不同级别、不同类别、不同情况的手术，按以下原则进行审批。

1. 常规手术

所有常规手术由科主任审批并签发手术通知单，特殊手术由科主任签发后报卫勤处审批并备案。

2. 急诊手术

(1) 预期手术的级别在值班医师手术权限级别内时，可通知并施行手术。若术中发现需施行的手术超出手术权限时，应立即请示科室（副）主任安排相应级别的医师主持手术。

(2) 预期手术超出手术权限级别时，应及时报告上级医师，原则上应由具备实施相应级别手术的医师主持手术。

(3) 因紧急抢救生命或执行任务需要，手术医师应当立即报告，并在不违背上级医师口头指示的前提下，主持其认为合理的抢救手术，不得延误抢救时机。

3. 特殊手术

凡属下列情况的均为特殊手术，必须经科内讨论，填写《手术审批单》，科主任签署意见，并报卫勤处审批备案。由副主任医师以上人员主持手术。

(1) 被手术者系外宾、华侨、港澳台同胞的。

(2) 被手术者系特殊保健对象，如军队老干部、军队团以上干部、地方高级干部、著名专家、学者、知名人士及民主党派负责人等。

(3) 重要脏器切除，各种可能导致截肢或毁容等的重大手术。

(4) 同一患者 48h 内需再次进行二级（含）以上手术的。

(5) 有医疗争议，或涉及法律风险可能引起司法纠纷的手术。

4. 新技术、新项目、科研手术

(1) 首次开展的三级（含）以上的新技术、新项目手术，须经科内讨论，填写《手术审批单》，科主任签署意见，报卫勤处审批。

(2) 开展高风险的新技术、新项目手术，涉及伦理学的手术项目，还需经医院医学伦理委员会评价审批。

(3) 重大探索性、科研性，以及纳入军队医疗机构临床准入管理的手术项目，还需按规定上报上级卫生行政部门批准。

5. 外出会诊手术

本院医师受邀请到外院指导手术，必须按医院《外出会诊与学术活动管理办法》办理相关审批手续。外出手术医师所主持的手术不得超出其依本办法规定的相应手术级别。

十一、新技术和新项目准入制度

（一）立项申请

1. 申报的新技术和新项目必须是近 5 年国内外、省内外或军内外发明或投入使用的技术和方法，填补我院同类技术空白，系院内首次应用。

2. 申请的新技术和新项目若已列入第一类、第二类、第三类医疗技术目录或为该领域国内外成熟技术，向卫勤处提出申请，在临床常规开展，第二类、第三类医疗技术项目应申报上级卫生行政部门准入后才可开展。其主要要求有以下几点。

(1) 拟开展的项目应符合国家相关法律法规和各行业规章制度。

(2) 拟开展的项目应具有科学性、先进性、安全性、有效性、创新性和效益性，能够进行临床应用，并符合医学伦理原则。

(3) 拟开展的项目所使用的医疗仪器须有《医疗仪器生产企业许可证》、《医疗仪器经营企业许可证》、《医疗仪器产品注册证》和产品合格证，并提供加盖企业印章的复印件。

(4) 拟开展的项目所使用的药品须有《药品生产许可证》、《药品经营许可证》和产品合格证，进口药品须有《进口许可证》，并提供加盖企业印章的复印件。

(5) 项目申报人应具备相应的学习、实践经验，有些技术需要上岗证明或资格证书，应当在条件完全具备的情况下，才能开展工作。

3. 不列入新技术和新项目申报范围的情况如下。

(1) 违反国家有关法律法规，或属落后、淘汰技术，不宜再行使用。

(2) 与已有的同类技术相比，技术风险高，创伤大、不宜推广应用。

(3) 引进的技术未得到同行公认，有明显争议，尚未有明确使用结论的技术。

(4) 违反技术常规，技术机制不明。

(5) 尚未有明确临床应用价值。

(6) 涉及药物、器械临床试验。

(7) 不符合医学伦理原则。

（二）论证与审批

1. 拟在临床常规开展的新技术和新项目每年可按要求随时向卫勤处提出申请。项目申报人应是高级职称或中级职称满 5 年的本院工作人员，须认真填写新技术和新项目申报材料，并经申报人所在科室讨论审核，科主任签署意见后报送。申报材料包括打印的制式《医院开展新技术新项目申请书》及相关证明材料一式两份，并附相应的电子版文件。

2. 卫勤处先进行形式审查，符合基本要求后组织相关科委会专家，根据申报项目的先进性、可行性、创新性、迫切性、安全性等进行论证和评审，论证重点包括可能存在的安全隐患或技术风险，并制订相应预案。涉及伦理学要求的新技术和新项目需医院伦理委员会审查。经医院审批许可之后方可开展临床应用。

3. 拟开展的新技术和新项目需要新增加收费项目的，卫勤处通知卫生经济科，由卫生经济科按有关规定和要求负责向相关部门申报收费标准，批准后方可实施。

4. 批准立项的新技术和新项目，由卫勤处建立档案。

（三）质控与评估

1. 新技术和新项目开展后，卫勤处定期组织进行中期评估，项目负责人填写《新技术新项目中期评估表》，卫勤处结合科委会及伦理委员会的评审重点及审查意见，进行质量控制和动态评估。

2. 在临床常规开展的新技术和新项目，每年年底以科室为单位向卫勤处提交当年实施情况，内容包括开展时间、例数、临床效果、社会经济效益、人员技术掌握程度、科研论文情况等。对于实施情况较好的新技术和新项目，给予奖励并推荐参加新技术和新项目奖评选。

十二、危急值报告制度

（一）定义

危急值报告制度是指对提示患者处于生命危急状态的检查、检验结果建立复核、报告、记录等管理机制，以保障患者安全的制度。医院应当制订可能危及患者生命的各项检查和检验结果危急值清单，并定期调整。

（二）科室接到"危急值"报告处理流程

1. 临床医师和护士在接到"危急值"报告电话后，应当准确记录、复读、确认危急值结果，如果认为该结果与患者的临床病情不相符或标本的采集有问题时，应重新留取标本送检或进行复查。如果结果与上次一致或误差在许可范围内，应在报告单上注明"已复查"。

2. 临床科室在接到"危急值"报告时，应备有电话记录。在《检查（验）危急值报告登记本》上详细记录患者姓名、门诊号（或住院号、科室、床号）、出报告时间、检查或检验结果、报告接收时间和报告人员姓名等。

3. 接收报告者应及时将报告交该患者的主管医师。若主管医师不在病房，立即通知科主任或病区现场年资最高医师。门急诊医护人员接到"危急值"电话时应及时通知患者或家属及时就医。

4. 接到"危急值"报告后主管医师及时进行处理，并做好记录。

十三、病历管理制度

（一）病历资料安全管理制度

1. 医疗机构病历书写应当做到客观、真实、准确、及时、完整、规范，并明确病历书写的格式、内容和时限。

2. 病历书写应当使用蓝黑墨水、碳素墨水，任何人不得随意涂改病历，严禁伪造、隐匿、销毁、抢夺、窃取病历。

3. 按照病历记录形式不同，可区分为纸质病历和电子病历。电子病历与纸质病历具有同等法律效力。

4. 医疗机构及其医务人员应当严格保护患者隐私，禁止以非医疗、教学、研究目的泄露患者的病历资料。

5. 住院病历：在患者住院期间，由所在病区统一保管，因工作需要需将住院病历带离病区时，应由病区指定的人员负责携带和保管。患者出院后，住院病历由病案管理部门或者专（兼）职人员统一保存、管理。住院病历保存时间自患者最后一次住院出院之日起不少于30年。

6. 患者病历的借阅、复制、封存和启封应遵照国家有关规定执行。

（二）病历书写要求

1. 即刻完成的记录：术后首次病程记录、有创诊疗操作记录、手术清点记录、病危（重）通知书，病重（病危）患者护理记录；急会诊，会诊医师在会诊申请发出后10min内到场，并即刻完成会诊记录。

2. 6h内完成的病历：抢救记录在抢救结束后6h内据实补记。

3. 8h内完成的病历：患者入院8h内完成首次病程记录。

4. 24h内完成的病历：入院记录、死亡记录、出院记录、转入记录；手术记录、术前和术后24h内查房记录（术者）；普通会诊完成会诊并记录时间。

5. 1周内完成的记录：死亡病例讨论记录。

6. 1个月内完成的记录：阶段小结。

7. 活动开展前的记录：交班前由交班医师完成交班记录；患者转出科室前医师完成转出记录；手术前完成手术同意书、术前小结、术前讨论；输血前完成输血治疗知情同意书；实施特殊检查（特殊治疗）前，完成特殊检查（特殊治疗）同意书；麻醉前完成麻醉同意书、术前麻醉访视记录。

8. 上级医师查房记录：主治医师首次查房记录于患者入院48h内完成，每周至少查房3次；主任医师（最高级别医师）查房记录72h内完成，每周至少查房2次。

9. 日常病程记录：对病危患者病情变化随时书写病程记录，每天至少1次；对病重患者至少2天记录一次病程记录；对病情稳定的患者至少3天记录一次病程记录。

（三）出院病历排列顺序

应当按照以下顺序装订保存：住院病案首页、入院记录、病程记录、术前讨论记录、手术同意书、麻醉同意书、麻醉术前访视记录、手术安全核查记录、手术清点记录、麻醉记录、手术记录、麻醉术后访视记录、术后病程记录、出院记录、死亡记录、死亡病例讨论记录、输血治疗知情同意书、特殊检查（特殊治疗）同意书、会诊记录、病危（重）通知书、病理资料、辅助检查报告单、医学影像检查资料、体温单、医嘱单、病重（病危）患者护理记录。

十四、抗菌药物分级管理制度

（一）抗菌药物分级原则

根据安全性、疗效、细菌耐药性、价格等因素，将抗菌药物分为三级，即非限制使用级、限制使用级与特殊使用级。具体划分标准如下。

1. 非限制使用

经长期临床应用证明安全、有效，对病原菌耐药性影响较小，价格相对较低的抗菌药物。应是已列入基本药物目录，《中国国家处方集》和《国家基本医疗保险、工伤保险和生育保险药品目录》收录的抗菌药物品种。

2. 限制使用

经长期临床应用证明安全、有效，对病原菌耐药性影响较大，或者价格相对较高的抗菌药物。

3. 特殊使用

具有明显或者严重不良反应，不宜随意使用；抗菌作用较强、抗菌谱广，经常或过度使用会使病原菌过快产生耐药；疗效、安全性方面的临床资料较少，不优于现用药物；新上市，在适应证、疗效或安全性方面尚需进一步考证、价格昂贵的抗菌药物。

（二）抗菌药物使用权限分级管理

1. 非限制使用级

住院医师以上职称医务人员经培训考试合格后可以使用。

2. 限制使用级

主治医师及以上职称医务人员方可使用。

3. 特殊使用级

主任医师以上职称医务人员方可选用（需要经会诊同意）。

（三）抗菌药物分级管理临床应用

1. 对轻度与局部感染患者应首先选用非限制使用级抗菌药物进行治疗。

2. 严重感染、免疫功能低下者合并感染或病原菌只对限制使用级或特殊使用级抗菌药物敏感时，可选用限制使用级或特殊使用级抗菌药物治疗。

3. 特殊使用级抗菌药物不得在门诊使用，临床应用特殊使用级抗菌药物应当严格掌握用药指征，经工作组指定的专业技术人员会诊同意后，由具有相应处方权的医师开具处方。

4. 有下列情况之一可考虑越级应用特殊使用级抗菌药物。

(1) 感染病情严重时。

(2) 免疫功能低下患者发生感染时。

(3) 已有证据表明病原菌只对特殊使用级抗菌药物敏感的感染。使用时间限定在24h 之内，其后需要补办会诊手续并且由具有处方权限的医师完善处方手续。

十五、分级护理制度

分级护理是指医护人员根据住院患者病情和（或）自理能力对患者进行分级别护理的制度。原则上分为四个级别，即特级护理、一级护理、二级护理和三级护理，标识明确，并根据患者病情和（或）自理能力变化动态调整护理级别。

（一）特级护理

1. 病情依据

(1) 病情危重，随时可能发生病情变化需要进行抢救的患者。

(2) 重症监护患者。

(3) 各种复杂或者大手术后的患者。

(4) 严重创伤或大面积烧伤的患者。

(5) 使用呼吸机辅助呼吸，并需要严密监护病情的患者。

(6) 实施连续性肾脏替代治疗（continuous renal replacement therapy，CRRT），并需要严密监护生命体征的患者。

(7) 其他有生命危险，需要严密监护生命体征的患者。

2. 护理要点

(1) 严密观察患者病情变化，监测生命体征。

(2) 根据医嘱，正确实施治疗、给药措施。

(3) 根据医嘱，准确测量出入量。

(4) 根据患者病情，正确实施基础护理和专科护理，如口腔护理、压疮护理、气道护理及管路护理等，实施安全措施。

(5) 保持患者的舒适和功能体位。

(6) 实施床旁交接班。

（二）一级护理

1. 病情依据

(1) 病情趋向稳定的重症患者。

(2) 手术后或者治疗期间需要严格卧床的患者。

(3) 生活完全不能自理且病情不稳定的患者。

(4) 生活部分自理，病情随时可能发生变化的患者。

2. 护理要点

(1) 每小时巡视患者，观察患者病情变化。

(2) 根据患者病情，测量生命体征。

(3) 根据医嘱，正确实施治疗、给药措施。

(4) 根据患者病情，正确实施基础护理和专科护理，如口腔护理、压疮护理、气道护理及管路护理等，实施安全措施。

(5) 提供护理相关的健康指导。

（三）二级护理

1. 病情依据

(1) 病情稳定，仍需卧床的患者。

(2) 生活部分自理的患者。

2. 护理要点

(1) 每 2 小时巡视患者，观察患者病情变化。

(2) 根据患者病情，测量生命体征。

(3) 根据医嘱，正确实施治疗、给药措施。

(4) 根据患者病情，正确实施护理措施和安全措施。

(5) 提供护理相关的健康指导。

（四）三级护理

1. 病情依据

(1) 生活完全自理且病情稳定的患者。

(2) 生活完全自理且处于康复期的患者。

2. 护理要点

(1) 每 3 小时巡视患者，观察患者病情变化。

(2) 根据患者病情，测量生命体征。

(3) 根据医嘱，正确实施治疗、给药措施。

(4) 提供护理相关的健康指导。

十六、查对制度

（一）临床给药查对制度

1. 总原则。

(1) 三查：操作前、操作中、操作后。

(2) 八对：床号、姓名、药名、剂量、浓度、时间、用法、有效期。

(3) 一注意：注意观察用药后的反应。

(4) 把好"五关"：上架关、摆药关、加药关、输液关、巡视关。

2. 摆药完毕后须经第二人核对无误后方可执行。

3. 清点药品时和使用药品前，应当检查质量、标签、失效期和批号，如果不符合要求，不得使用。

4. 给药前，注意询问有无过敏史；使用麻醉药品、精神药品、医疗用毒性药品时应当反复核对后方可使用；加药前，检查有药品无变质，瓶口有无松动、裂缝；用多种药物时，注意配伍禁忌。

（二）输血查对制度

1. 总原则。

(1) 三查：查血的有效期、血的质量和输血装置是否完好。

(2) 九对：床号、姓名、住院号、血袋号、血证号、血型、交叉配血试验结果、血液种类和剂量。

2. 输血前，需携带配血报告单及临时输血（液）单至床旁，经双人核对后方可输入。至少同时使用姓名、年龄两项信息核对伤病员身份。

3. 输血中应密切观察，确保安全。

4. 输血后血袋在科室血袋储存箱内保存24h后送血库，记录并签名，以备必要时查对。

十七、责任制护理管理制度

1. 开展优质护理服务示范病区，结合实际情况，分若干责任组，每组2～3人实行责任制护理模式。

2. 在排班模式上推行"以人为本"的动态管理，实行弹性排班、连续排班（三班制），减少交接班次数。护理人员应达到编制要求，即病房床位与护士之比不低于1：0.4。

3. 每名责任护士最多负责8名患者，对所管患者实行8h在岗，24h负责制。患者入科后，要求责任护士5min内作为首次接诊护士迎接患者入院，从患者入院到出院的整个过程，落实伤病员的基础护理，协助完成生活护理，完成专业治疗与专科护理，严格按阶段实施健康教育、进行康复指导，提供心理支持，真正为患者提供连续、无缝隙的护理。

4. 建立健全具有科室特色的临床护理工作制度、岗位职责、疾病护理常规、护理技术操作规程、临床护理服务规范。

5. 每月组织召开住院伤病员座谈会，根据优质服务要求征求患者意见并记录。

6. 每月进行一次住院患者满意度调查，满意率应达到 95% 以上，针对患者提出的问题制订改进对策并有记录。

7. 科室每季度对责任制护理工作情况进行检查考评，针对存在的问题分析原因提出整改措施。

十八、高警示药品管理制度

1. 高警示药品的储存、调剂和使用实行分级管理，即分为 A、B、C 三级。

(1) A 级是高警示药品管理的最高级别，是指使用频率高，一旦用药错误，患者死亡风险最高的药品，须重点管理和监护。

(2) B 级是指使用频率高，一旦用药错误，会给患者造成严重伤害，伤害的风险等级较 A 级低。

(3) C 级是指使用频率较高，一旦用药错误，会给患者造成伤害，伤害的风险等级较 B 级低。

2. A 级高警示药品应有专柜或专区贮存，药品储存处有明显的专用标识。B 级、C 级高警示药品储存处有明显的专用标识。

3. 高警示药品在病区护理单元使用时，严格执行给药的 5 个正确原则，即正确的患者、正确的药品、正确的剂量、正确的给药时间、正确的给药途径。A 级高警示药品执行双人核对、双人签字制度。

4. 加强高警示药品的有效期管理，基数药品按有效期先后顺序摆放，设立基数卡、清点本及使用登记本，班班清点、交接，确保账物相符、用药安全。

5. 护理工作站原则上不存放高警示药品（抢救药品除外），如果专科治疗确有需要，须按上述规定存放、登记、使用。

十九、科室麻醉、精神药品管理规定

1. 科室储备的麻醉、精神药品，仅限科室常用与急救用品种，并建卡建册，实行"五专"管理（即专人、专账、专柜、专用登记、专用处方），同时必须执行"双人双锁双签"制度，两人分别保管保险柜钥匙、密码，钥匙随身携带，密码输入时做好遮挡，保管钥匙、密码者与清点本签名者保持一致。

2. 麻醉、精神药品均使用原盒存放，并附说明书；药品存在 2 种以上批号时，统一用打号标签注明每种批号及有效期，按先后顺序由上至下贴于药盒右下角。

3. 麻醉、精神药品统一使用保险柜存放，麻醉药品与精神药品分上下层放置，同一层针剂与片剂分开放置；药品每班清点，账物相符，记录规范，交接班记录本按月装订后交护士长保管，柜内保留当月资料。

4. 每周用清水对麻醉、精神药品柜进行擦拭，保持干净、整洁，无灰尘、碎屑。

5. 麻醉、精神药品用量必须严格按处方限量执行，用后凭处方、空安瓿和登记本向药房领取。

6. 临床医师取得麻醉药品和第一类精神药品处方权后，方可在本机构开具麻醉药品和第一类精神药品处方，但不得为自己开具该类药品处方。

7. 住院患者用麻醉药品和第一类精神药品处方应当逐日开具，每张处方为一日常用量。

8. 使用麻醉、精神药品时，优先使用科室基数药品；无基数药品或基数药品已用完，请按照《麻醉、第一类精神药品使用登记表》内容逐项填写完整后，持处方单与登记本至药房领取。

9. 麻醉及第一类精神药品剩余药液须经两人查看后销毁，并统一记录于《麻醉、第一类精神药品使用登记表》，并记录销毁方式；未用药品退还药房无偿收回。

10. 非基数麻醉、精神药品从药房领取回科室后，必须按基数麻醉、精神药品管理要求统一存放于保险柜。

11. 外出执行临时任务，确需携带麻醉、精神药品时，经医务处同意后，可预领一定基数，按要求管理、使用、登记。完成任务后，凭处方、安瓿销账。

二十、床旁规范化交接班制度

1. 进病房顺序

交班护士双手推巡视车入病房，顺序：交班护士→接班护士→责任组长→护士长→总护士长→其他护士及实习护士。

2. 床旁交接内容

(1) 问候：交班或接班护士根据患者昨日或当时情况有的放矢进行问候。

(2) 介绍患者病情：交班者交代晚夜间病情变化、疼痛情况、特殊治疗等情况，接班者查看，同时关注患者的意识、生命体征情况等。

(3) 输液情况：速度、有无渗漏和静脉炎，输液反应等。

(4) 交接各管路：各种导管有效期，有无脱落或堵塞，是否通畅，引流液色、性状、量等，各标识是否正确无误，伤口敷料是否清洁干燥，镇痛泵使用是否正常。

(5) 专科情况：观察四肢创伤患者的肿胀及活动情况，脊柱创伤患者的运动感觉情况。

(6) 交接皮肤：翻身拍背，从头到足依次查看受压部位，特别是骨隆突处，检查有无压红、破溃、红疹、水疱等，注意保护患者隐私，安置患者体位，观察患者情绪变化。

(7) 各种仪器：查看心电监护报警范围设置是否合理、时间是否正确、交接生命体征波动范围，并检查氧流量是否与医嘱相符、管路固定是否牢靠，连接是否紧密。

3. 床旁交接班要求

(1) 病床站位：交接班护士不同侧（一般交班者健侧、接班者患侧），责任组长与交班者同侧，护士长与接班者同侧，实习护士与带教老师同侧，总护士长根据情况与接班者同侧或站于床尾，其他护士位置根据情况而定。

(2) 病区护士长职责：床旁交接班过程中起协调、指导、提醒、督查作用，并对患者护理要点进行简单提问，交接班后进行简短讲评并布置本日工作重点。

(3) 带教老师职责：放手不放眼，适时简略讲解专科常识。

(4) 床旁巡视车：保持车上物品摆放整洁、分类放置，做到人车不分离，物品随用随收。

(5) 备忘本：工作服口袋放备忘本，记录口头交代或书面未完成的工作，执行后打钩，下班前再次阅看。重视患者的主诉，尤其是治疗后出现的不良反应要及时处理并反馈给上级医师。

第 2 章　公共应急情况处理预案

一、患者坠床／跌倒应急预案

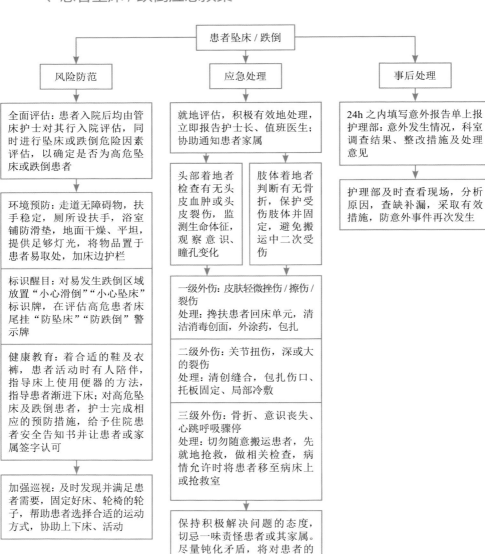

患者坠床／跌倒

风险防范

全面评估：患者入院后均由管床护士对其行入院评估，同时进行坠床或跌倒危险因素评估，以确定是否为高危坠床或跌倒患者

环境预防：走道无障碍物，扶手稳定，厕所设扶手，浴室铺防滑垫，地面干燥、平坦，提供足够灯光，将物品置于患者易取处，加床边护栏

标识醒目：对易发生跌倒区域放置"小心滑倒""小心坠床"标识牌，在评估高危患者床尾挂"防坠床""防跌倒"警示牌

健康教育：着合适的鞋及衣裤，患者活动时有人陪伴，指导床上使用便器的方法，指导患者渐进下床；对高危坠床及跌倒患者，护士完成相应的预防措施，给予住院患者安全告知书并让患者或家属签字认可

加强巡视：及时发现并满足患者需要，固定好床、轮椅的轮子，帮助患者选择合适的运动方式，协助上下床、活动

应急处理

就地评估，积极有效地处理，立即报告护士长、值班医生；协助通知患者家属

头部着地者检查有无头皮血肿或头皮裂伤，监测生命体征，观察意识、瞳孔变化

肢体着地者判断有无骨折，保护受伤肢体并固定，避免搬运中二次受伤

一级外伤：皮肤轻微挫伤／擦伤／裂伤
处理：搀扶患者回床单元，清洁消毒创面，外涂药，包扎

二级外伤：关节扭伤，深或大的裂伤
处理：清创缝合，包扎伤口，托板固定、局部冷敷

三级外伤：骨折、意识丧失、心跳呼吸骤停
处理：切勿随意搬运患者，先就地抢救，做相关检查，病情允许时将患者移至病床上或抢救室

保持积极解决问题的态度，切忌一味责怪患者或其家属。尽量钝化矛盾，将对患者的伤害降低到最小

配合进一步检查与治疗，严密观察病情。记录坠床／跌倒的经过及抢救过程，保全举证资料

事后处理

24h 之内填写意外报告单上报护理部：意外发生情况、科室调查结果、整改措施及处理意见

护理部及时查看现场，分析原因，查缺补漏，采取有效措施，防意外事件再次发生

二、患者误吸窒息应急预案

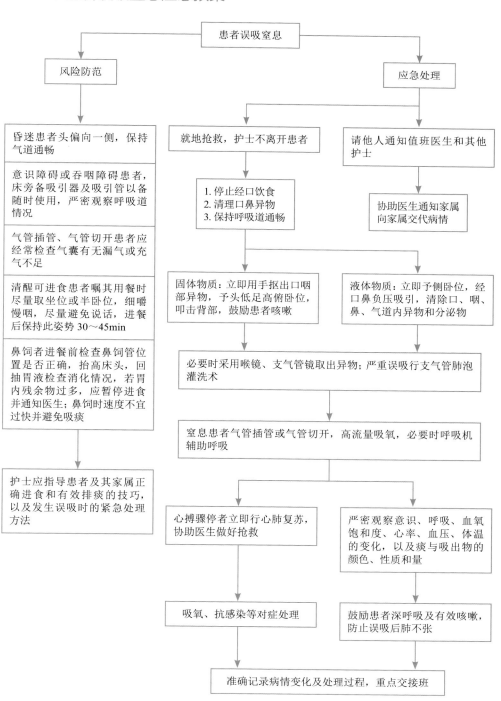

患者误吸窒息

风险防范 | 应急处理

风险防范

昏迷患者头偏向一侧，保持气道通畅

意识障碍或吞咽障碍患者，床旁备吸引器及吸引管以备随时使用，严密观察呼吸道情况

气管插管、气管切开患者应经常检查气囊有无漏气或充气不足

清醒可进食患者嘱其用餐时尽量取坐位或半卧位，细嚼慢咽，尽量避免说话，进餐后保持此姿势 30～45min

鼻饲者进餐前检查鼻饲管位置是否正确，抬高床头，回抽胃液检查消化情况，若胃内残余物过多，应暂停进食并通知医生；鼻饲时速度不宜过快并避免吸痰

护士应指导患者及其家属正确进食和有效排痰的技巧，以及发生误吸时的紧急处理方法

应急处理

就地抢救，护士不离开患者

请他人通知值班医生和其他护士

1. 停止经口饮食
2. 清理口鼻异物
3. 保持呼吸道通畅

协助医生通知家属向家属交代病情

固体物质：立即用手抠出口咽部异物，予头低足高俯卧位，叩击背部，鼓励患者咳嗽

液体物质：立即予侧卧位，经口鼻负压吸引，清除口、咽、鼻、气道内异物和分泌物

必要时采用喉镜、支气管镜取出异物；严重误吸行支气管肺泡灌洗术

窒息患者气管插管或气管切开，高流量吸氧，必要时呼吸机辅助呼吸

心搏骤停者立即行心肺复苏，协助医生做好抢救

严密观察意识、呼吸、血氧饱和度、心率、血压、体温的变化，以及痰与吸出物的颜色、性质和量

吸氧、抗感染等对症处理

鼓励患者深呼吸及有效咳嗽，防止误吸后肺不张

准确记录病情变化及处理过程，重点交接班

三、患者烫伤应急预案

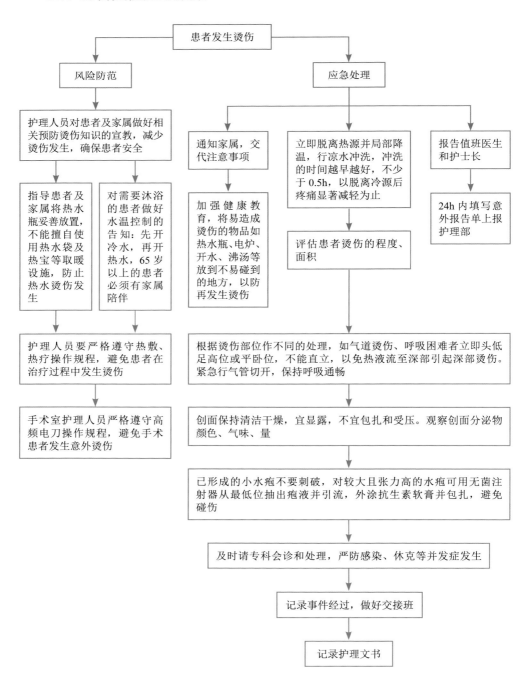

四、患者自杀应急预案

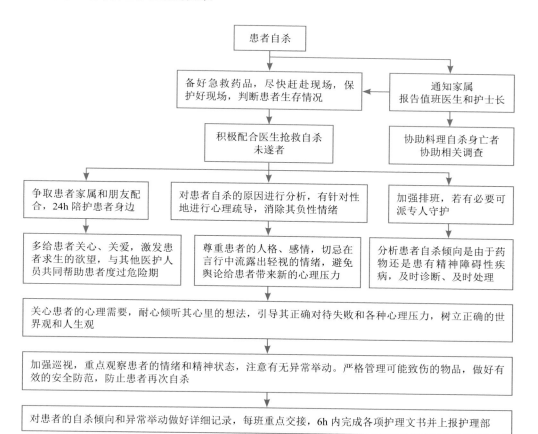

患者自杀

备好急救药品，尽快赶赴现场，保护好现场，判断患者生存情况

通知家属
报告值班医生和护士长

积极配合医生抢救自杀
未遂者

协助料理自杀身亡者
协助相关调查

争取患者家属和朋友配合，24h陪护患者身边

对患者自杀的原因进行分析，有针对性地进行心理疏导，消除其负性情绪

加强排班，若有必要可派专人守护

多给患者关心、关爱，激发患者求生的欲望，与其他医护人员共同帮助患者度过危险期

尊重患者的人格、感情，切忌在言行中流露出轻视的情绪，避免舆论给患者带来新的心理压力

分析患者自杀倾向是由于药物还是患有精神障碍性疾病，及时诊断、及时处理

关心患者的心理需要，耐心倾听其心里的想法，引导其正确对待失败和各种心理压力，树立正确的世界观和人生观

加强巡视，重点观察患者的情绪和精神状态，注意有无异常举动。严格管理可能致伤的物品，做好有效的安全防范，防止患者再次自杀

对患者的自杀倾向和异常举动做好详细记录，每班重点交接，6h内完成各项护理文书并上报护理部

五、患者走失应急预案

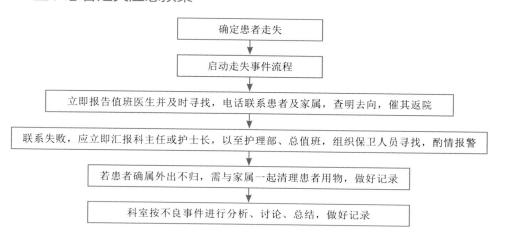

确定患者走失

启动走失事件流程

立即报告值班医生并及时寻找，电话联系患者及家属，查明去向，催其返院

联系失败，应立即汇报科主任或护士长，以至护理部、总值班，组织保卫人员寻找，酌情报警

若患者确属外出不归，需与家属一起清理患者用物，做好记录

科室按不良事件进行分析、讨论、总结，做好记录

六、患者发生精神症状应急预案

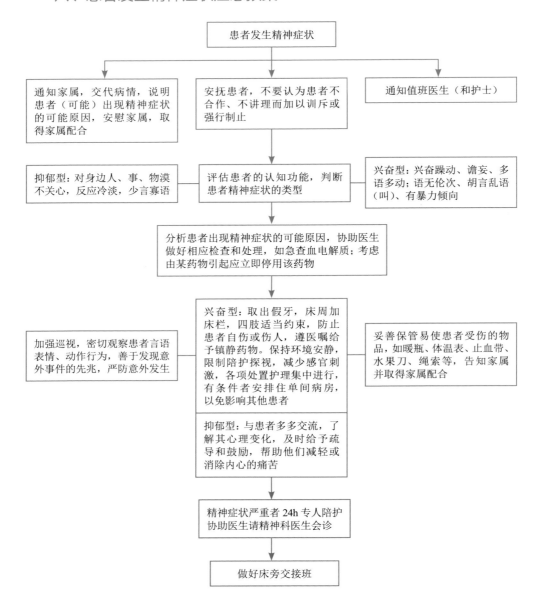

七、患者躁动应急预案

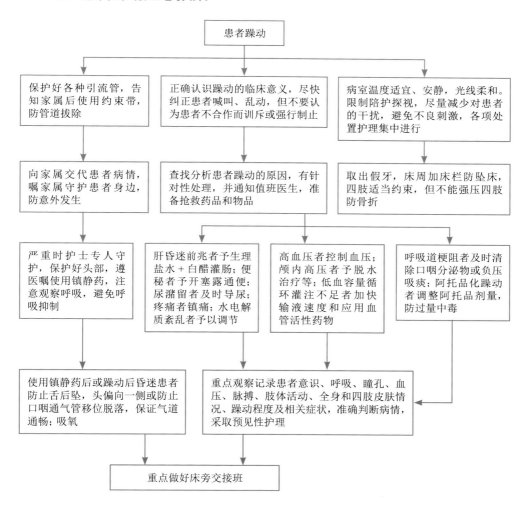

患者躁动

保护好各种引流管，告知家属后使用约束带，防管道拔除

正确认识躁动的临床意义，尽快纠正患者喊叫、乱动，但不要认为患者不合作而训斥或强行制止

病室温度适宜、安静，光线柔和。限制陪护探视，尽量减少对患者的干扰，避免不良刺激，各项处置护理集中进行

向家属交代患者病情，嘱家属守护患者身边，防意外发生

查找分析患者躁动的原因，有针对性处理，并通知值班医生，准备抢救药品和物品

取出假牙，床周加床栏防坠床，四肢适当约束，但不能强压四肢防骨折

严重时护士专人守护，保护好头部，遵医嘱使用镇静药，注意观察呼吸，避免呼吸抑制

肝昏迷前兆者予生理盐水＋白醋灌肠；便秘者予开塞露通便；尿潴留者及时导尿；疼痛者镇痛；水电解质紊乱者予以调节

高血压者控制血压；颅内高压者予脱水治疗等；低血容量循环灌注不足者加快输液速度和应用血管活性药物

呼吸道梗阻者及时清除口咽分泌物或负压吸痰；阿托品化躁动者调整阿托品剂量，防过量中毒

使用镇静药后或躁动后昏迷患者防止舌后坠，头偏向一侧或防止口咽通气管移位脱落，保证气道通畅；吸氧

重点观察记录患者意识、呼吸、瞳孔、血压、脉搏、肢体活动、全身和四肢皮肤情况、躁动程度及相关症状，准确判断病情，采取预见性护理

重点做好床旁交接班

八、病房火灾应急预案

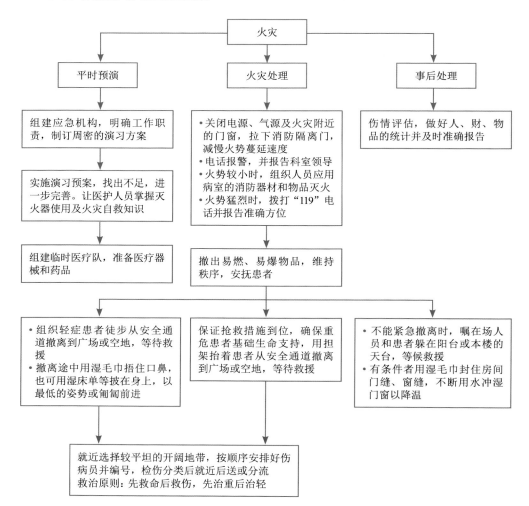

火灾

平时预演

组建应急机构，明确工作职责，制订周密的演习方案

实施演习预案，找出不足，进一步完善。让医护人员掌握灭火器使用及火灾自救知识

组建临时医疗队，准备医疗器械和药品

- 组织轻症患者徒步从安全通道撤离到广场或空地，等待救援
- 撤离途中用湿毛巾捂住口鼻，也可用湿床单等披在身上，以最低的姿势或匍匐前进

火灾处理

- 关闭电源、气源及火灾附近的门窗，拉下消防隔离门，减慢火势蔓延速度
- 电话报警，并报告科室领导
- 火势较小时，组织人员应用病室的消防器材和物品灭火
- 火势猛烈时，拨打"119"电话并报告准确方位

撤出易燃、易爆物品，维持秩序，安抚患者

保证抢救措施到位，确保重危患者基础生命支持，用担架抬着患者从安全通道撤离到广场或空地，等待救援

事后处理

伤情评估，做好人、财、物品的统计并及时准确报告

- 不能紧急撤离时，嘱在场人员和患者躲在阳台或本楼的天台，等候救援
- 有条件者用湿毛巾封住房间门缝、窗缝，不断用水冲湿门窗以降温

就近选择较平坦的开阔地带，按顺序安排好伤病员并编号，检伤分类后就近后送或分流
救治原则：先救命后救伤，先治重后治轻

九、病房停电应急预案

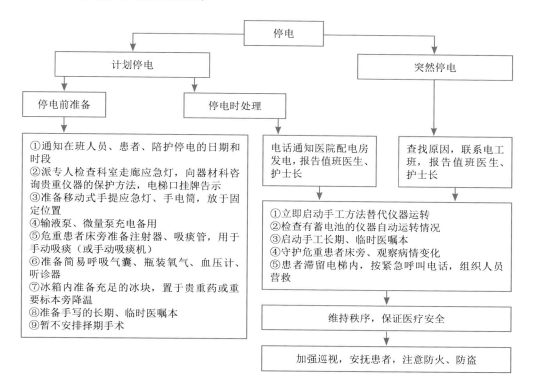

十、病房停水应急预案

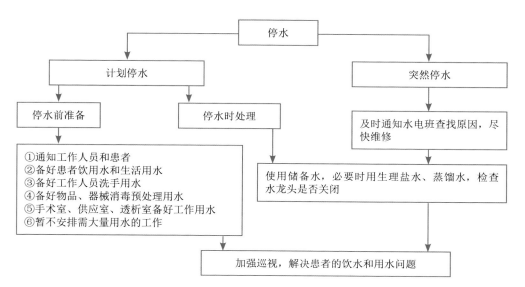

十一、病房地震应急预案

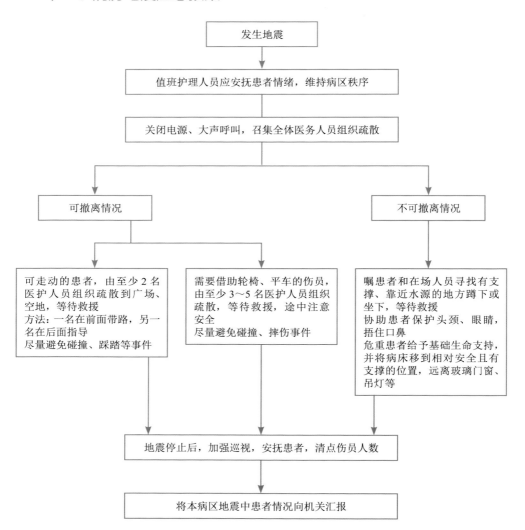

十二、电梯困人应急预案

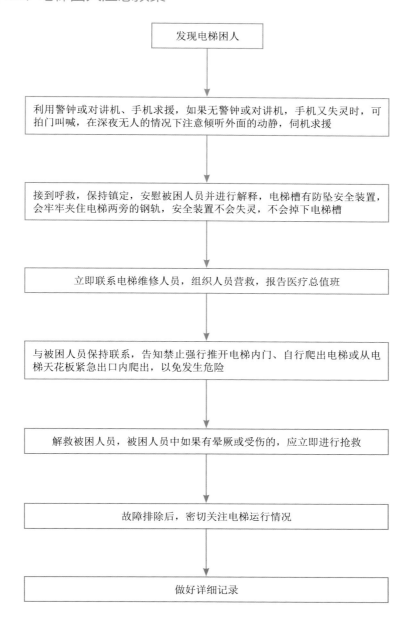

发现电梯困人

利用警钟或对讲机、手机求援，如果无警钟或对讲机，手机又失灵时，可拍门叫喊，在深夜无人的情况下注意倾听外面的动静，伺机求援

接到呼救，保持镇定，安慰被困人员并进行解释，电梯槽有防坠安全装置，会牢牢夹住电梯两旁的钢轨，安全装置不会失灵，不会掉下电梯槽

立即联系电梯维修人员，组织人员营救，报告医疗总值班

与被困人员保持联系，告知禁止强行推开电梯内门、自行爬出电梯或从电梯天花板紧急出口内爬出，以免发生危险

解救被困人员，被困人员中如果有晕厥或受伤的，应立即进行抢救

故障排除后，密切关注电梯运行情况

做好详细记录

十三、实物封存应急预案

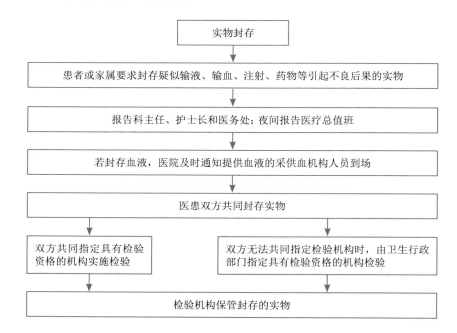

实物封存

患者或家属要求封存疑似输液、输血、注射、药物等引起不良后果的实物

报告科主任、护士长和医务处；夜间报告医疗总值班

若封存血液，医院及时通知提供血液的采供血机构人员到场

医患双方共同封存实物

双方共同指定具有检验资格的机构实施检验

双方无法共同指定检验机构时，由卫生行政部门指定具有检验资格的机构检验

检验机构保管封存的实物

十四、病例封存应急预案

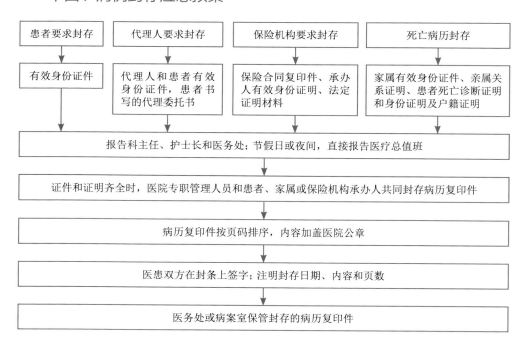

患者要求封存	代理人要求封存	保险机构要求封存	死亡病历封存
有效身份证件	代理人和患者有效身份证件，患者书写的代理委托书	保险合同复印件、承办人有效身份证明、法定证明材料	家属有效身份证件、亲属关系证明、患者死亡诊断证明和身份证明及户籍证明

报告科主任、护士长和医务处；节假日或夜间，直接报告医疗总值班

证件和证明齐全时，医院专职管理人员和患者、家属或保险机构承办人共同封存病历复印件

病历复印件按页码排序，内容加盖医院公章

医患双方在封条上签字；注明封存日期、内容和页数

医务处或病案室保管封存的病历复印件

十五、军人患者外出不归应急预案

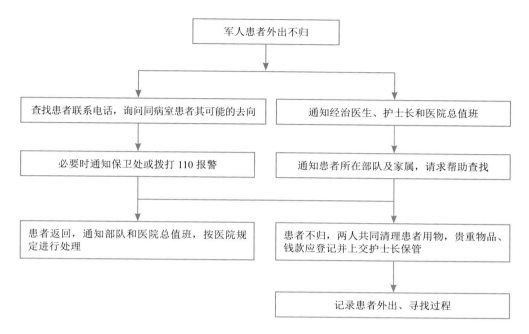

十六、地方患者外出不归应急预案

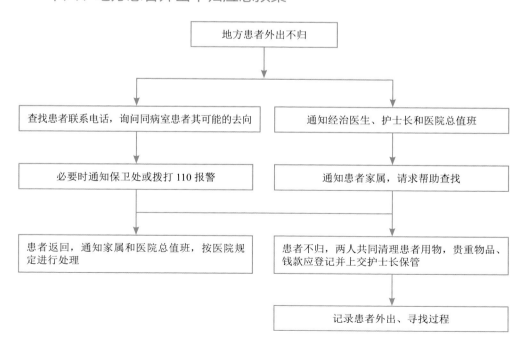

十七、遭遇暴徒应急预案

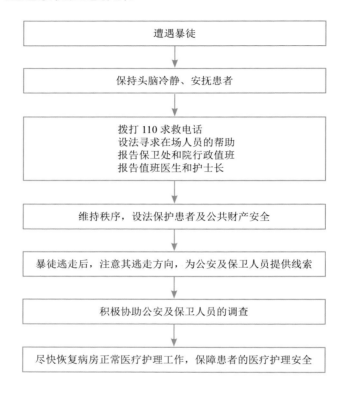

```
遭遇暴徒
        ↓
保持头脑冷静、安抚患者
        ↓
拨打 110 求救电话
设法寻求在场人员的帮助
报告保卫处和院行政值班
报告值班医生和护士长
        ↓
维持秩序，设法保护患者及公共财产安全
        ↓
暴徒逃走后，注意其逃走方向，为公安及保卫人员提供线索
        ↓
积极协助公安及保卫人员的调查
        ↓
尽快恢复病房正常医疗护理工作，保障患者的医疗护理安全
```

十八、输错液体应急预案

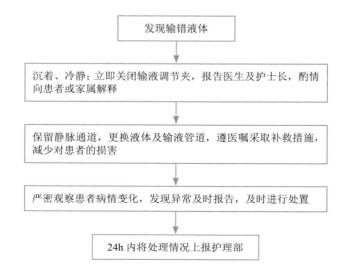

```
发现输错液体
        ↓
沉着、冷静；立即关闭输液调节夹，报告医生及护士长，酌情
向患者或家属解释
        ↓
保留静脉通道，更换液体及输液管道，遵医嘱采取补救措施，
减少对患者的损害
        ↓
严密观察患者病情变化，发现异常及时报告，及时进行处置
        ↓
24h 内将处理情况上报护理部
```

十九、输血反应应急预案

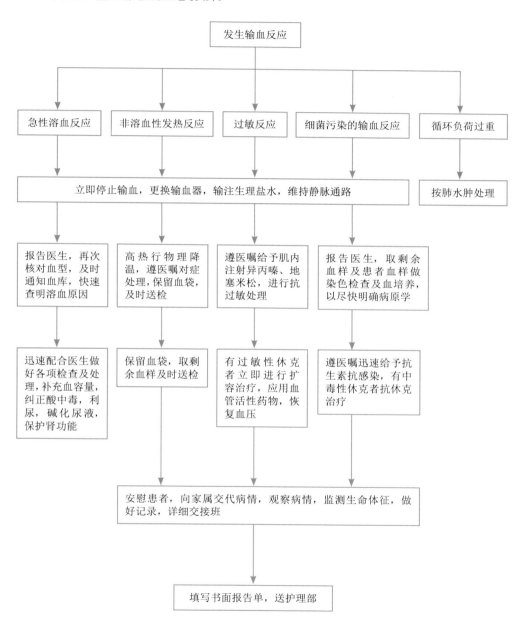

发生输血反应

急性溶血反应 | 非溶血性发热反应 | 过敏反应 | 细菌污染的输血反应 | 循环负荷过重

立即停止输血，更换输血器，输注生理盐水，维持静脉通路 | 按肺水肿处理

报告医生，再次核对血型，及时通知血库，快速查明溶血原因 | 高热行物理降温，遵医嘱对症处理，保留血袋，及时送检 | 遵医嘱给予肌内注射异丙嗪、地塞米松，进行抗过敏处理 | 报告医生，取剩余血样及患者血样做染色检查及血培养，以尽快明确病原学

迅速配合医生做好各项检查及处理，补充血容量，纠正酸中毒，利尿，碱化尿液，保护肾功能 | 保留血袋，取剩余血样及时送检 | 有过敏性休克者立即进行扩容治疗，应用血管活性药物，恢复血压 | 遵医嘱迅速给予抗生素抗感染，有中毒性休克者抗休克治疗

安慰患者，向家属交代病情，观察病情，监测生命体征，做好记录，详细交接班

填写书面报告单，送护理部

二十、医务人员锐器刺伤应急预案

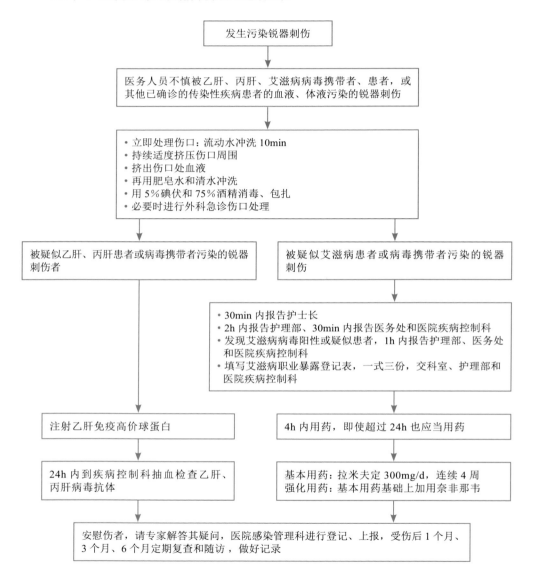

发生污染锐器刺伤

医务人员不慎被乙肝、丙肝、艾滋病病毒携带者、患者，或其他已确诊的传染性疾病患者的血液、体液污染的锐器刺伤

- 立即处理伤口：流动水冲洗 10min
- 持续适度挤压伤口周围
- 挤出伤口处血液
- 再用肥皂水和清水冲洗
- 用 5% 碘伏和 75% 酒精消毒、包扎
- 必要时进行外科急诊伤口处理

被疑似乙肝、丙肝患者或病毒携带者污染的锐器刺伤者

被疑似艾滋病患者或病毒携带者污染的锐器刺伤

- 30min 内报告护士长
- 2h 内报告护理部、30min 内报告医务处和医院疾病控制科
- 发现艾滋病病毒阳性或疑似患者，1h 内报告护理部、医务处和医院疾病控制科
- 填写艾滋病职业暴露登记表，一式三份，交科室、护理部和医院疾病控制科

注射乙肝免疫高价球蛋白

4h 内用药，即使超过 24h 也应当用药

24h 内到疾病控制科抽血检查乙肝、丙肝病毒抗体

基本用药：拉米夫定 300mg/d，连续 4 周
强化用药：基本用药基础上加用奈非那韦

安慰伤者，请专家解答其疑问，医院感染管理科进行登记、上报，受伤后 1 个月、3 个月、6 个月定期复查和随访，做好记录

二十一、突发甲类传染病患者或疑似患者应急预案

（一）科室发现确诊或疑似病例处置流程

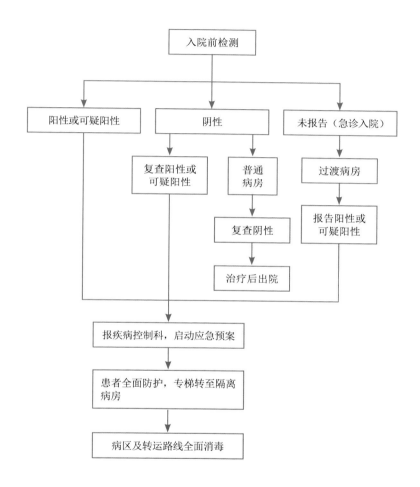

（二）科室发现密切接触者（或二次密切接触者）应急处置流程

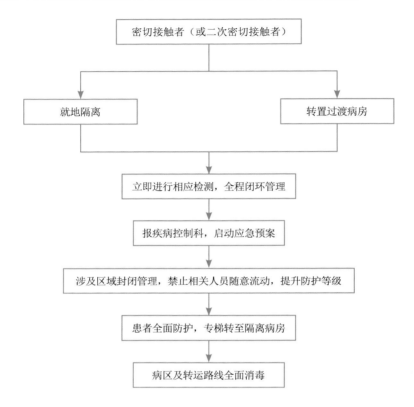

（三）病房发现确诊或疑似病例的工作组织预案

1. 疫情报告：医护人员报告科主任、护士长。科主任、护士长上报主管部门。

2. 医护人员做好病区患者思想工作，服从医院安排。

3. 切断传播途径，护士长（疾病控制科）确认与该患者接触的各级人员及数量，限制人员流动，做好隔离。

4. 病房按消毒隔离预案就地隔离。

5. 调配人力，按医院规定固定专门医护人员（如果人力紧缺，主管部门协调解决）。

6. 按消毒隔离预案对病房进行消毒。

7. 对该患者住过的病房由接触该患者的护士在疾病控制科及护士长的指导下进行终末消毒，消毒后护士撤离，按医院规定进行隔离观察。

8. 隔离患者用物相对固定，治疗用品及药物由清洁区护士配制完成后交给相对污染区护士。

9. 病房与疾病控制科共同制订病区具体的消毒隔离措施，此措施要上交护理部要求病房护士认真遵守。

10. 准确、及时记录患者病情变化。

11. 根据病房具体情况，由医院领导小组决定患者饮食（一次性餐具）、药品供应、外送工作是否安排专人负责送取。

12. 按消毒隔离预案进行隔离和医学观察。

（四）住院患者发现确诊或疑似病例的消毒隔离预案

1. 病房布局安排

病房采取就地相对隔离方案，将病房暂分为两个区域，将疑似或确诊患者放置在单间并在病区的一端（为相对污染区），制订病房两个区域的出入流程，两区之间有屏障隔开。

2. 工作人员

(1) 工作人员进入病区相对清洁区工作时需戴防护口罩、帽子，操作时要戴手套、护目镜，操作完毕用速干手消毒液消毒双手，口罩每 4 小时更换 1 次。

(2) 医护办公室、休息室应通风良好，定期进行空气消毒，门口放脚垫，并用 2000mg/L 含氯消毒液保持湿润，门把手用浸有 1000mg/L 含氯消毒液的纱布包裹并保持湿润。

(3) 进入相对污染区的工作人员必须培训上岗，人员相对固定，按医院防护要求着装。接触患者后用速干手消毒液消毒双手并更换手套，如果怀疑皮肤有污染，用 0.5％碘伏消毒 1～2min。

(4) 医护人员同在病房内为患者做检查、治疗时，要求患者戴口罩，头偏向一侧背对医护人员，防止交叉感染。

(5) 医护人员不能将病历带入相对污染区。

(6) 工作人员用后的防护服用 2000mg/L 含氯消毒液喷洒后脱下，放入双层黄垃圾袋内并捆扎，焚烧处理。

(7) 工作人员下班时必须洗澡，清洁口、鼻腔，更衣。

3. 患者

(1) 疑似或确诊患者应独处一室，戴口罩，严密隔离，不得离开病房，24h 开窗通风，无陪住。

(2) 患者的餐具使用一次性餐具，用后随生活垃圾一同处理。

(3) 患者的排泄、分泌物等用 30 000mg/L 含氯消毒液浸泡 2h 后倾倒。如果患者自理如厕，便后应放消毒液。

(4) 盛排泄物或呕吐物的容器用 5000mg/L 含氯消毒液浸泡 30min 再清洗。

(5) 患者遗弃物及生活垃圾：放双层黄色垃圾袋内用 2000mg/L 含氯消毒液喷洒后密封（喷洒以消毒液能渗透到底部为原则），由专职人员取走焚烧处理。

(6) 尸体处理：患者的尸体用 3000～5000mg/L 含氯消毒剂或 0.5% 过氧乙酸棉球或纱布填塞患者口、鼻、耳、阴道、肛门、气管切开等所有开放通道或创口，用 1000mg/L 含氯消毒剂浸湿的床单严密包裹尸体，将尸体放入殡仪馆送来的双层防渗漏尸体存放袋内，由专职殡仪馆人员运走。患者遗物全部装入双层黄色垃圾袋内，随尸体运走。

(7) 患者被褥放双层黄色垃圾袋内用 2000mg/L 含氯消毒液喷洒后密封（喷洒量以消毒液能渗透到底部为原则），由专职人员取走焚烧处理。

4. 病房

(1) 走廊、房间、工作区域：每日用 1000mg/L 含氯消毒液喷雾（无人）进行空气消毒 3 次。

(2) 病房走廊：每日紫外线照射消毒 3 次。

(3) 地面：用 1000mg/L 含氯消毒液擦地面。

(4) 门把手、水龙头：用浸有 1000mg/L 含氯消毒液的纱布包裹。

(5) 隔离病房。

①有人：用乳酸熏蒸，每 10 平方米 2ml 乳酸加等量水，每日 2 次。门口：放脚垫用 2000mg/L 含氯消毒液保持湿润。空气消毒（有人）：用 3% 过氧化氢 20～40ml/m³ 喷雾消毒，每日 3 次。

②无人：空气消毒，每日紫外线照射消毒 3 次。地面：用 1000mg/L 含氯消毒液擦地面。床头桌、床、暖瓶、水池：用 500～1000mg/L 含氯消毒液湿式擦拭。

(6) 终末消毒。

①房间消毒：消毒前将家具、抽屉、柜门拉开，室内物品尽量悬挂或打开，床垫竖起，以利于气体穿透。过氧乙酸熏蒸（无人）：取过氧乙酸 1～3g/m³（15% 过氧乙酸 7～20ml 加等量水），电磁炉加热熏蒸密闭 2h。再用 0.5% 过氧乙酸气溶胶喷雾消毒，用量 20～30ml/m³，关闭门窗，60min 后开窗通风。用物消毒：用 1000mg/L 含氯消毒液擦拭物体表面。

②地面：用 1000mg/L 含氯消毒液擦地面。患者遗弃物及生活垃圾：放双层黄色垃圾袋内用 2000mg/L 含氯消毒液喷洒后密封（喷洒量以消毒液能渗透到底部为原则），由专职人员取走焚烧处理。

(7) 标本：放入黄色垃圾袋内由专人送取。

5. 物品

(1) 隔离患者固定：每人一个止血带。

(2) 隔离患者体温表：用 1000mg/L 含氯消毒液浸泡 30min，清水冲洗后备用。

(3) 听诊器：用 75％乙醇擦拭。

(4) 血压计：用 500mg/L 含氯消毒液擦拭，袖带 1000mg/L 含氯消毒液浸泡 30min 后清水洗涤。

(5) 呼吸机：管道、湿化瓶用 2000mg/L 含氯消毒液浸泡 30min 后清水冲洗，环氧乙烷灭菌备用；呼吸机表面及其他零件用 1000mg/L 含氯消毒液擦拭放置 30min 后，再用清水擦净。

(6) 工作人员用的护目镜：用 1000mg/L 含氯消毒液浸泡 30min 后，放在清水中浸泡后，再用清水洗净，晾干备用。

(7) 医疗废弃物：放入双层黄色垃圾袋内用 2000mg/L 含氯消毒液喷洒后密封，焚烧处理。

6. 隔离

由疾病控制科进行流行病学调查，确定隔离范围。

(1) 医务人员：密切接触者在院集中管理，接受相应期限的隔离观察。一般接触者可以正常工作，按规定进行医学观察。

(2) 住院患者：密切接触者转入单间进行就地隔离，防护级别由院领导小组、疾病控制科界定。一般接触者就地进行医学观察，不得随便出病房。

(3) 陪护人员：密切接触者及一般接触者均必须回家由所在区县防疫人员进行医学监控。

（五）防治甲类传染病医护人员着防护服程序

1. 穿防护服程序

(1) 清洁区：换掉自己的全部衣物，着第一层防护服（秋衣秋裤、隔离帽，换工作鞋）。

(2) 缓冲区：手卫生→戴医用防护口罩→戴一次性圆帽→戴内层外科手套→穿鞋套→穿防护服及靴套→戴护目镜或防护面屏→戴外层外科手套→进入隔离区。

2. 脱防护服程序

全身及足底喷洒消毒液，进入一脱间，手卫生→脱防护服、外层外科手套及靴套→手卫生；进入二脱间，手卫生→摘除护目镜→手卫生→脱鞋套→手卫生→脱内层外科手套→手卫生→摘脱圆帽→手卫生→摘医用防护口罩→手卫生→戴外科口罩→流动水洗手→鞋底消毒；进入清洁区→沐浴更衣，换回个人衣物。

中篇　骨科常见疾病规范化诊疗流程

第3章　创伤骨科常见疾病规范化诊疗流程

一、锁骨骨折

（一）入院评估

1. **专科病史询问**：包括外伤性质、时间、机制、部位、出血情况及伤后处理经过。摔伤时，肩部着地是最常见的损伤原因；少见于直接暴力；不常见于摔倒时手肘撑地，暴力传导至锁骨导致骨折；罕见于癫痫发作、电击等肌肉强力收缩导致骨折。主诉骨折局部疼痛。

2. **一般病史询问**：与病例内容相关的病史。对怀疑为病理性骨折患者，应询问其肿瘤病史或锁骨区放疗病史，尤其是肺部肿瘤。

3. **体格检查**：接诊医师及时完成体格检查，患肢通常内收紧贴胸壁，用健侧手托扶伤侧上肢以缓解疼痛。重点注意锁骨畸形和活动情况，损伤部位可出现局部肿胀、皮下瘀斑、畸形、触/压痛、反常活动、骨擦音阳性、纵向叩击痛阳性和患侧肢体功能受限。同时注意以下几点。

(1) 是否存在全身其他器官和部位损伤；注意神志与生命体征，低能量损伤者多不伴有全身症状，高能量损伤者可同时伴有颅脑、颈椎、胸部、同侧肢体及其他部位损伤而出现的相应症状。

(2) 是否有局部皮肤软组织伤口，开放性骨折很少见，即使没有伤口，但移位的骨折端可刺伤皮肤，如果不及时复位有可能发生皮肤坏死而变为开放性骨折。

(3) 是否有血管损伤、局部血肿，锁骨上窝如果有较大血肿形成，甚至进行性增大或有搏动感，提示血管损伤。臂丛神经撕脱也可形成较大血肿。

(4) 是否有颈部皮下气肿，如果有，提示有胸膜损伤的可能。

(5) 是否存在邻近骨与关节损伤，如肩锁、胸锁关节分离，肩胛骨骨折和第1肋骨骨折，避免出现漏诊的情况。

(6) 是否伴有气胸或者血气胸，注意是否有呼吸困难，有时患者因疼痛不敢用力呼吸，听诊时表现为呼吸音减弱，必须双侧对比，气胸者呼吸音消失。

（7）是否伴有臂丛神经损伤，臂丛神经可因受伤时同时受拉或受移位的骨折端直接压迫致伤，表现为同侧上肢感觉、运动障碍。

（8）是否伴有锁骨下动静脉损伤，该损伤不常见，但表现隐匿，桡动脉有搏动不能排除锁骨下动脉损伤的可能，测量双侧上肢的血压以做对比，密切观察上肢动脉血供和静脉回流的变化。

（9）是否伴有纵隔压迫，锁骨内侧端骨折，如果骨折端向后方移位，可压迫气管、食管、大血管而出现相应表现，需仔细检查。

（二）入院处理

1. 完善各项检查和分型

(1)X 线检查。

①胸部 X 线片：包括双侧锁骨、肩胛骨的胸部前后位片，可观察到锁骨、肩胛骨、肋骨是否有骨折，是否有气胸、血胸、血气胸或肺挫伤。

②锁骨正位片：标准的锁骨正位片即锁骨前后位片，球管射线向头侧倾斜20°～40°，可显示锁骨全长、骨折部位、形态与移位情况，但对于锁骨外侧端常因曝光过度而显示不清，需调整好参数。

③双侧锁骨应力位片：双上肢悬挂 5kg 重物后摄双侧锁骨标准正位片，主要用于锁骨外侧端骨折患者，了解喙锁韧带、肩锁韧带的完整性，但会加重患者的疼痛和骨折的移位，不作为常规检查。

④肩关节腋位片：适用于锁骨外侧 1/3 骨折，可了解骨折前后方移位和肩锁关节受累情况。

⑤肩胛骨正侧位片：了解是否伴有肩胛骨骨折，对于诊断"飘浮肩"有重要意义（图 3-1）。

(2) CT 检查：单纯锁骨骨折多不需要 CT 扫描，但在锁骨内侧端分离难与胸锁关节脱位鉴别时，或锁骨内侧端骨折向后方移位，X 线片显示不清时，可行 CT 检查。

(3) 血管彩超或血管造影：疑有大血管损伤者行该项检查。

(4) 检验及其他辅助检查：行血常规、尿常规（注意血尿、肌红蛋白尿）、便常规、血生化（高钾血症、酸中毒）、血气分析（气胸、血气胸）、术前免疫、血型、出凝血时间检查。

(5) 分组分型：锁骨骨折分组（Allman 分组）。Ⅰ组，锁骨中 1/3（中段）骨折；Ⅱ组，锁骨外 1/3 骨折；Ⅲ组，锁骨内 1/3 骨折。

● 锁骨外侧骨折的分型（Craig 分型）。
　　■ Ⅰ型：骨折位于喙锁韧带与肩锁韧带之间，或锥状韧带与斜方韧带之间，

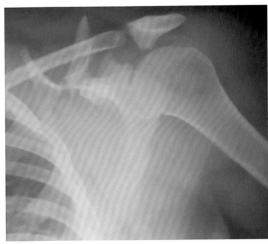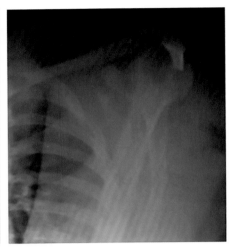

▲ 图 3-1 典型的"漂浮肩"X 线表现，肩胛骨正侧位片上显示同侧锁骨、肩胛骨骨折

骨折无移位或轻微移位，骨折端稳定。

- Ⅱ型：骨折位于喙锁韧带内侧，近侧骨折端向后上方移位。根据锥状韧带和斜方韧带的完整性又分为ⅡA型（两者均完整）和ⅡB型（锥状韧带断裂、斜方韧带完整），但往往术中探查后才能鉴别。
- Ⅲ型：骨折累及肩锁关节关节面，喙锁韧带与肩锁韧带完好。
- Ⅳ型：儿童或青年锁骨远端骨折，近骨折端从骨膜鞘中撕脱，喙锁韧带与锁骨骨膜的连续性完好。
- Ⅴ型：粉碎性骨折，喙锁韧带完整，但仅与锁骨下方骨折碎片相连。
- 锁骨内侧骨折的分型（Craig 分型）。
  - Ⅰ型：无移位骨折，肋锁韧带完好。
  - Ⅱ型：移位骨折，肋锁韧带断裂。
  - Ⅲ型：累及胸锁关节的关节内骨折。
  - Ⅳ型：锁骨内侧端分离。
  - Ⅴ型：粉碎性骨折。

2. 一般处理

及时完善入院常规医嘱，包括护理等级等。

3. 对症处理

(1) 患肢悬吊：前臂吊带悬吊，手臂横放于胸前，把吊带套进前臂，肩带交叉放到后背，肩垫置于肩膀两侧，起到一个缓压的作用。肩带可调节长短，调节好合适位置后，十字交叉后，从背部拉回到前面吊带本体，直接黏好即可。胸前固定带可防止位移，使其绕胸前一周固定于吊带之上。

(2) 给予镇痛等对症治疗：镇痛药物可给予恩赛类药物（如塞来昔布胶囊）、非阿片类中枢性镇痛（如曲马多缓释片）和阿片类药物（如盐酸哌替啶）。

(3) 其他处理根据患者具体情况而定，如果伴有高血压或糖尿病的患者，应给予对症处理，将血压或血糖控制在合适范围内。

(4) 术前护理：鼓励下床活动及患肢腕手等关节主被动活动。

(5) 围术期高血压的处理（之后章节处理方式同下文）。

①手术前高血压的处理：对无高血压病的轻、中度血压升高的患者，可暂不急于行药物治疗，稳定情绪、消除紧张状态后血压可恢复正常；对血压仍高或有高血压病史的患者，应用降压药使血压基本恢复到正常范围。高血压的药物治疗应当坚持到手术前的最后一刻，即使手术前禁饮食的患者也可用少量的水服用降压药物。

②高血压患者手术后的处理：充分镇痛，消除诱发血压升高的因素；若排除疼痛因素，患者血压仍高且心率较快，应考虑可能围术期容量负荷过重，给予适当利尿；排除上述因素后血压仍高，应给予药物规律治疗。

(6) 围术期糖尿病的处理（之后章节处理方式同下文）。

①术前评估：明确糖尿病的类型、并发症与合并症；了解患者血糖控制状况；综合评价患者手术承受能力；内分泌医师、手术人员和麻醉师制订合理可行的手术与麻醉方案。

②用药方法：对于既往不使用胰岛素的患者，如果血糖控制良好，可以坚持使用口服降糖药，但最好在术前 3～5 天将长效磺脲类药物更换为短效制剂；对于肾功能异常或者乳酸酸中毒危险的患者，术前 48h 停用双胍类药物；以前使用胰岛素者，应继续应用，可以使用短效或者中效胰岛素；对于手术较大或较为精细者，尤其是血糖控制不够理想者，原则上都要改用短效胰岛素治疗。由口服药物改为胰岛素的时间最好在术前 3 天。

③术中处理：监测血糖，合理使用胰岛素。手术对糖尿病患者代谢的影响包括胰岛素反调节激素升高等。手术应激使儿茶酚胺、肾上腺皮质激素、生长激素及催乳素等升高，导致胰岛素分泌减少，胰岛素敏感性降低。交感神经兴奋性增加，交感神经兴奋，引起去甲肾上腺素明显升高，从而抑制胰岛素的分泌。上述代谢紊乱可导致肝糖原产生增加，蛋白质和脂肪分解加强。由于糖尿病患者本身处于胰岛素绝对或相对缺乏状态，患者易于产生明显高血糖、酮症酸中毒或高渗性非酮症综合征等。低血糖多见于禁食或同时应用胰岛素的患者。事实上，手术的糖尿病患者真正发生低血糖者十分罕见。手术对糖代谢的影响主要取决于手术的种类和创伤的严重程度。

（三）专科治疗

锁骨骨折治疗方式的选择主要基于锁骨中段、外 1/3、内 1/3 骨折情况。需考虑以下条件：骨折是开放性或者闭合性、单独还是多发骨折中的一个、年龄及身体条件、骨的质量、粉碎程度、水平、合并伤。

1.锁骨中段骨折

(1) 非手术治疗：需完善各种非手术治疗的知情同意书。保守治疗适应证为骨折无移位或轻微移位；不伴有血管神经损伤的简单骨折；合并其他病变，不能耐受手术。

①复位方法。

- 坐位法：患者坐位，保持挺胸姿势，术者双手扶着患者双肩往后牵引，同时用膝顶在患者胸椎上作对抗，使肩胛骨内收。
- 仰卧位法：患者仰卧位，背部沿脊柱方向垫一长枕，术者双手扶着患者双肩向后推。

②固定方法。

- 胸肩包扎固定：可用 8 字绷带或现成的锁骨固定带固定，也可用其他方法包扎，只要能维持挺胸姿势即可。包扎时需注意松紧要合适，双侧用棉垫垫好，以免压迫血管神经。
- 手托悬吊：如果锁骨骨折在非利手侧，无移位或轻微移位，可仅用手托悬吊患肢，患者更容易耐受。

③随访及注意事项：复位固定后需注意是否有血管神经受压表现。患者卧床时需取仰卧位，且需在背部沿脊柱方向垫一长枕，以保持挺胸姿势，禁止患侧卧位。如果无特殊不适，可在第 2 周、第 4 周、第 6 周复查，注意有无神经血管受压表现。复查 X 线片，了解骨折有无继发移位和愈合情况。骨折临床愈合后（活动时不痛，骨折处没有异常活动）可去除外固定，一般需 4～6 周。

④功能康复：锁骨复位固定后，一般不需严格限制患肢的活动，可照常写字、敲键盘等，但不能用患肢持重或支撑身体（如骑自行车等）。肩关节功能锻炼：仰卧位做肩关节前屈、上举、外旋等活动，但不建议做钟摆样运动；去除外固定后，患肢可恢复日常生活中不负重的活动，6 周后可部分持重，12 周后可恢复重体力劳动和对抗性体育活动。

⑤并发症。

- 骨折不愈合：发生率较低，与固定方式无关，骨折粉碎或复位不佳者容易发生，需手术治疗。
- 骨折畸形愈合：非手术治疗容易出现畸形愈合，锁骨成角、短缩畸形主要影响外观，对功能影响不大。治疗前应向患者交代清楚。

- 胸廓出口综合征：骨折畸形愈合或骨痂生长过度可压迫臂丛神经和锁骨下动静脉。

(2) 手术治疗。

①绝对指征：开放性骨折；骨折短缩在 2cm 以上；骨折端有软组织插入，闭合复位失败；伴有血管神经损伤；伴有胸肩关节分离。

②相对指征：骨折移位超过 2cm；飘浮肩；双侧锁骨骨折；伴有同侧上肢骨折；多发伤患者；伴有神经系统疾病，如帕金森病或脑外伤等；预期需较长时间卧床者；不能耐受外固定包扎者；不能接受畸形愈合后出现的外观改变者。

③手术时机。

- 急诊手术：开放性骨折或合并神经血管损伤者，如果无手术禁忌均应行急诊手术。
- 限期手术：全身情况不稳定者，应先处理其他紧急情况，病情稳定后再行手术。闭合性骨折也可在伤后 7～10 天行手术治疗。

④手术方式及其评价。

- 闭合复位，经皮克氏针内固定。适应证：骨折端没有严重粉碎或移位的简单骨折；闭合复位成功后外固定不能维持复位或不能耐受外固定包扎。方法：手法整复骨折，也可用巾钳把持远、近骨折端协助骨折复位，如果复位困难可于骨折端作小切口，仅显露骨折端，直视下整复骨折。复位后经皮自远端向近端穿 1 枚克氏针固定骨折端。优点：对骨折端的血供干扰少，有利于骨折愈合。缺点：难以达到解剖复位；经皮穿针的技术要求较高，有误伤与锁骨毗邻的血管、神经、胸膜等结构的风险；术中透视时间较其他方法长。
- 切开复位内固定。适应证：骨折严重粉碎或明显移位，闭合复位失败；有血管神经损伤表现，需同时探查；拟用钢板等内固定物进行固定。优点：骨折端显露充分，有利于整复骨折；可同时探查邻近组织器官情况。缺点：需较广泛地剥离软组织，影响骨折端血供，有引起骨折不愈合的风险；手术瘢痕较明显，影响外观。

⑤固定器材的选择与评价。

- 髓内针（图 3-2）可选择克氏针，针头带螺纹者更佳。优点：微创，对骨折端血供影响小；价格低廉；二次手术取出较简单。缺点：固定不够牢靠；容易滑移，易穿破邻近重要组织器官或退针；针尾刺激、感染。
- 接骨板可选择接骨板重建接骨板或有限接触动力加压接骨板（limited contact dynamic compression plate，LC-DCP）。优点：可提供稳定的固定，特别是能很好地控制旋转，有利于早期进行功能锻炼；重建接骨板塑形性较好，尤其适用于偏外侧的锁骨中段骨折。缺点：需广泛剥离软组织，影响骨折端血供；对局部软组织条件要求较高；需二次手术取出；手术瘢痕较明显。

- 记忆合金抱骨器，较少用，若条件有限亦可作为一种选择。根据术前 X 线片选择合适长度和直径的抱骨器。优点：操作简单、快捷，无须广泛剥离软组织。缺点：固定的稳定性不及接骨板，不能塑形；对局部软组织条件要求较高；二次手术取出较困难。

- 外固定架，对于开放性骨折，软组织条件差或移位的骨折端（块）将要刺破皮肤，且皮肤有广泛擦挫伤，可能发生坏死者，可选用外固定架固定。优点：微创操作简单、快捷；便于观察伤口和换药。缺点：护理不便；针道感染。

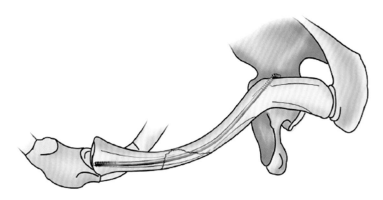

▲ 图 3-2 锁骨髓内钉治疗锁骨中段骨折示意

⑥术前专科准备。

- 影像学检查：锁骨正位片，必要时行锁骨下血管彩超或造影检查。

- 术前计划与器材准备：仔细评估骨折形态和软组织状况，确定手术方案，准备好相应的复位与固定器材。

⑦麻醉与体位：麻醉可选择颈丛神经阻滞或气管插管全身麻醉。体位可采用平卧位或沙滩椅体位，后者更有利于术中透视与摄片。

⑧闭合复位、经皮穿针内固定的操作要点与注意事项：手法整复骨折；透视观察骨折复位满意后，在锁骨外侧端进针，在透视下从外向内贯穿固定骨折端，注意控制好针的位置、方向和深度，特别是穿出锁骨内侧时，必须要有透视监测，以免损伤邻近重要结构，针尾要折弯，以免向内侧滑移。

⑨切开复位内固定的操作要点与注意事项。

- 以骨折端为中心沿锁骨走行作切口，切开皮肤达颈阔肌深面才向切口两侧剥离，以保证皮瓣足够厚。

- 切开骨膜表面的筋膜，向两侧掀起一层薄的筋膜。此处有来自颈丛感觉支的皮神经横跨锁骨，切断后一般没有不良后果，但在锁骨中外 1/3 交界处的一支较为粗大，切断后会出现锁骨下区麻木，部分患者出现创伤性神经病理性疼痛，应尽可能保护好。由于该神经横跨术野，往往影响操作，不得不切断，术前应向患者交代清楚。

- 剥离骨膜，显露、清理骨折端。应尽可能控制骨膜剥离的范围，只要能满足整复骨折的要求即可，即使用接骨板固定者也不必全程剥离骨膜，只需剥离放置接骨板一侧的骨膜即可，或将接骨板放置在骨膜表面。

- 整复固定骨折：用髓内针固定者，自骨折端向锁骨外侧穿针，然后整复骨折，再从外向内贯穿骨折端达锁骨内侧，注意控制好针的位置、方向和深度，特别是穿出锁骨内侧时，应有透视监测，以免损伤邻近重要结构，针尾要折弯，以免向内侧滑移；用接骨板固定者，先整复骨折，注意纠正短缩、成角和旋转畸形。对于横形、斜形或有蝶形骨折片的骨折，须达到解剖复位，横形或短斜行骨折，用 LC-DCP 作骨折端加压固定；对于长斜行骨折或有蝶形骨折片者，可先用拉力螺钉固定骨折端成蝶形骨片，再以中和的方式放置接骨板，也可通过接骨板的螺孔上拉力螺钉固定。对于有多个碎骨片的粉碎性骨折，不应为求解剖复位而逐一剥离整复碎骨片，也不宜使用钢丝结扎固定，复位的重点是纠正短缩畸形，然后用较长的接骨板（最好选择重建接骨板，因其较容易塑形）以桥接的方式固定骨折。接骨板应放置在锁骨的前上方（张力侧）；钻孔时注意控制好方向和深度，避免损伤邻近的血管神经。使用接骨板固定时，内外侧至少各有 3 枚有效固定的螺钉穿透 6 层骨皮质，否则容易发生骨折不愈合。严重粉碎性骨折可一期行自体髂骨植骨，骨片应填塞至骨折端并压紧，植骨量也不宜过多，否则增生的骨痂会压迫血管神经，引起胸廓出口综合征；用抱骨器固定者，选择好合适型号的抱骨器后，将其浸泡在冰盐水中，使其充分张开，整复骨折后放置抱骨器，局部敷热盐水使抱骨器复原。

- 术中摄片观察骨折复位固定情况，如果有不满意，及时纠正。

- 缝合骨膜，可选择性放置引流管，逐层缝合。锁骨表面软组织较薄，放置接骨板或抱骨器后增加切口缝合的张力，须严密缝合好各层软组织，以防切口裂开。

⑩术后早期处理。

- 体位无特别限制，应鼓励患者早期下床活动，卧床时可取仰卧位或半坐卧位。

- 短期预防性应用抗生素。

- 拔除引流管后复查 X 线片，了解骨折复位固定情况。
- 悬吊患肢 1～2 周，以减轻疼痛。
- 术后 14 天拆线。

⑪随访与功能锻炼。

- 术后第 3 周、第 6 周、第 12 周各复查一次 X 线片，观察骨折愈合情况。
- 悬吊患肢期间可行肘、腕、手活动锻炼和上肢肌肉等长收缩练习。
- 去除悬吊后，可用患肢参与日常生活活动，如刷牙、洗脸、吃饭、穿衣等，但应避免负重。如果出现肩关节被动活动受限，可在仰卧位做肩关节前屈上举、外展、外旋等练习。
- 使用克氏针内固定者，需限制肩部活动，每 2 周复查一次 X 线片，密切观察其位置，一旦骨折愈合，尽早拔除。X 线片显示骨折完全愈合后（一般需 6～12 周），可恢复患肢各种活动，包括提、举重物和参加体育活动等。
- 接骨板或抱骨器不必常规取出，但内固定物隆起影响外观，且有在接骨板末端发生骨折的风险，绝大多数患者会要求取出。骨折完全愈合后可取出内固定物，取内固定后 3 个月内禁止参加对抗性体育运动或举重，以免再次发生骨折。

2. 锁骨外 1/3 骨折

(1) 非手术治疗：需完善各种非手术治疗的知情同意书；Craig Ⅰ型、Ⅳ型、Ⅴ型骨折，喙锁韧带完整，如果骨折移位不明显，可采用非手术治疗。

①治疗方法：悬吊患肢；对症治疗。

②随访及注意事项。

- 患肢需悬吊制动至骨折部位疼痛消失，肩胛骨活动时局部没有骨擦感，一般需 3～6 周。
- 患肢悬吊期间允许肘、腕、手功能锻炼和上肢肌肉等长收缩练习，避免持重或负重。
- Craig Ⅰ型骨折晚期可能发生肩锁关节创伤性关节炎，部分患者因疼痛严重而需手术治疗，早期应向患者交代清楚。
- Craig Ⅴ型骨折，特别是儿童患者，有较强的塑形能力，即使有较明显的移位也可先行非手术治疗。

(2) 手术治疗。

①手术指征：Craig Ⅱ型骨折；Craig Ⅳ型骨折，移位严重，手法复位失败或年龄偏大，预期难以塑形；Craig Ⅴ型骨折，内侧骨折端移位明显。

②手术原则与方法。

- 骨折切开复位内固定：内固定可选择钩状接骨板、重建接骨板、克氏针钢丝张力带。

- 重建喙锁间隙的稳定性：喙锁韧带断裂者需予以修复或重建，可直接缝合或用骨锚缝合，如果断端无法缝合，可行喙肩韧带或联合腱移位重建喙锁韧带，同时用螺钉、粗线或其他内固定器材固定喙锁间隙。

③固定器材的选择与评价。

- 钩状接骨板（图3-3）几乎适用于所有锁骨外侧端骨折。优点：按照锁骨外侧的解剖形状进行设计，可提供稳定的固定。缺点：软组织剥离范围较广；占据了峰下间隙，可能引起肩峰撞击综合征或肩袖磨损；价格较高。
- 重建接骨板适用于锁骨外侧远端骨折块较大者。优点：可根据锁骨的外形进行塑形；固定稳定。缺点：软组织剥离范围较广；应用范围有限，要求锁骨外侧至少能用2枚螺钉进行有效固定。
- 克氏针钢丝张力带适用于锁骨外侧简单骨折。优点：可有效固定细小骨折块；无须广泛剥离软组织；价格低廉。缺点：对粉碎性骨折的固定效果差；克氏针容易滑移、退针，钢丝和克氏针有断裂的风险，导致内固定失效。

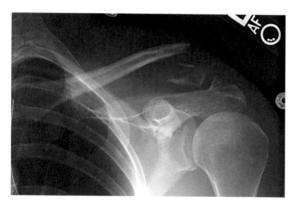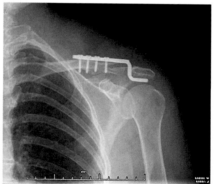

▲ 图 3-3 钩状接骨板治疗锁骨外 1/3 骨折的典型病例

④术前专科准备。

- 影像学检查：锁骨正位片、肩关节位片，疑有喙锁韧带断裂者加照双侧锁骨应力位片。
- 术前计划与器材准备：麻醉与体位同锁骨中段骨折。

⑤手术操作要点与注意事项。

- 切口：在肩锁关节与喙突连线的中点，沿 Langer 线（皮纹线）自锁骨后缘至喙突作纵切口，切开至三角肌斜方肌筋膜后向两侧剥离皮瓣，沿锁骨方向切开筋膜，显露骨折端和肩锁关节。

- 探查：注意骨折形态、喙锁韧带完整性和肩锁关节受累情况。
- 骨折复位固定：清理骨折端，整复骨折，选择合适的内固定器材进行固定对于 Craig V 型骨折，特别是儿童、青少年患者，其骨膜较厚，整复骨折后缝合骨膜即可，无须使用特殊内固定器材。
- 修复或重建喙锁韧带。
- 关闭切口，注意需仔细缝合骨膜和三角肌斜方肌筋膜，对维持骨折端前后方稳定性有重要作用。
- 术后早期处理：悬吊患肢 3 周；余同"锁骨中段骨折"。
- 随访与功能锻炼：复查 X 线片、制动与功能锻炼方案同"锁骨中段骨折"；术后 3 个月取出固定喙锁间隙的内固定物。术后 6 个月内避免提、举重物和参加对抗性体育活动。

3. 锁骨内 1/3 骨折

(1) 非手术治疗：需完善各种非手术治疗的知情同意书。

①骨折无移位或有移位但无血管、神经、气管受压表现。

② Craig Ⅳ 型骨折，可采用非手术治疗。治疗方法：悬吊患肢至局部症状缓解；Ⅳ型骨折手法复位后用 8 字锁骨固定带固定 3～4 周；对症治疗。

(2) 手术治疗。

①手术指征。

- 骨折向后方移位产生压迫症状。
- 骨折合并副交感神经损伤。
- Craig Ⅳ 型骨折闭合复位失败。

②手术原则与方法。

- 骨折切开复位固定：固定器材可选择接骨板、铆钉、记忆合金抱骨器，但应避免使用克氏针，因其容易滑移穿破邻近重要结构而产生致命性后果，钢丝容易失效，也不主张使用。
- 重建肋锁间隙稳定性。

③术前专科准备。

- 影像学资料：锁骨正位片、CT。
- 有明显压迫表现者，需与胸外科医生联系好，做好开胸手术的准备。
- 麻醉与体位：全身麻醉，平卧位。

④手术操作要点与注意事项。

- 沿锁骨内侧至胸锁关节切开。
- 显露骨折端，探查肋锁韧带完整性和胸锁关节受累情况。

- 整复与固定骨折，如果用接骨板作固定，钻钉孔及上螺钉时需注意保护好邻近重要结构。
- Craig Ⅳ型骨折复位后仅缝合骨膜即可，无须特殊内固定。
- 修复或重建肋锁韧带。
- 关闭切口。
- 术后处理、随访与功能锻炼：同"锁骨中段骨折"。

（四）并发症的处理与观察

1. 神经、血管损伤：高能量损伤致锁骨骨折的同时可引起臂丛神经及锁骨下动静脉损伤，移位的骨折端也可能压迫神经、血管，受伤后即出现同侧上肢神经功能或血循环障碍，在手术处理骨折时需探查神经、血管，根据损伤情况，判定是由骨折畸形愈合或过度生长的骨痂压迫神经血管所致，如果保守治疗无效则需手术松解神经、血管，必要时行锁骨截骨矫形。

2. 骨折畸形愈合：保守治疗者多见，与复位不良、固定不牢固等有关，主要影响外观，对功能影响不大，向患者解释清楚，一般无须特殊处理。如果有明显压迫症状，特别是内侧 1/3 骨折畸形愈合压迫后方重要结构，需手术治疗。

3. 骨折不愈合：锁骨骨折治疗后 4～6 个月仍无愈合迹象，可诊断为骨折不愈合，常见于锁骨中段骨折和Ⅱ型锁骨外侧端骨折。骨折不愈合如果无自觉症状，无须特殊处理，如果有功能障碍或疼痛等，可行局部物理治疗，也可行切开植骨内固定术或锁骨切除术。

4. 内植物相关并发症：主要是使用克氏针固定骨折后，克氏针滑移损伤邻近重要结构，甚至穿破胸膜、肺、大血管、心脏，因此使用克氏针固定锁骨后需限制肩部活动，且要密切监视克氏针的位置，一旦骨折愈合则尽早拔除。安放内植物时也可能损伤邻近重要结构，小心操作和术中透视监测可降低此并发症的风险。内植物其他并发症如松动、折断、失效、伤口裂开、感染等也可能发生于锁骨骨折内固定术后，需二期翻修手术。

5. 创伤性关节炎：发生于累及肩锁关节和胸锁关节的骨折，主要表现为疼痛，症状严重、保守治疗无效者可行锁骨远端或锁骨近端切除术。

（五）儿童锁骨骨折的处理

锁骨骨折是最常见的儿童骨骼损伤，占所有儿科骨折的 7%～15%。小儿锁骨骨折多继发于外伤，应考虑到非事故性损伤的可能性，特别是对于卧床儿童。如果没有明确的受伤病史，并且延迟就诊，则应始终考虑非意外伤害的可能性。大多数儿童锁骨骨折可以通过保守方式治疗。用吊带固定肢体 2 周或直到儿童感到舒适。由于儿童有很高的重塑潜力，这些损伤往往会有很好的预后，大多数儿童可在 8 周内恢复正常活动。

二、肘关节骨折

（一）入院评估

1. 专科病史询问：包括外伤性质、时间、机制、部位、出血情况及伤后处理经过。肘关节骨折通常包括肱骨髁上髁间骨折、尺骨鹰嘴骨折、桡骨头骨折、恐怖三联征等，因肘关节骨折类型较多，重点阐述四种常见类型。

2. 一般病史询问：与病例内容相关的病史，尤其是可能存在的影响后续治疗的基础疾病。症状常为外伤史后局部疼痛肿胀、功能障碍、肘关节活动障碍，特别需要注意手部及手指麻木、活动困难等伴随症状。

3. 体格检查：接诊医师及时完成全身及专科体格检查。

(1) 肱骨髁上髁间骨折体格检查：伤后有肘部剧痛，压痛广泛，肿胀严重，大片皮下瘀斑，纵轴叩击痛（+），触之有骨擦音及异常活动。肘关节呈半伸位，前臂旋前，肘部横径明显增宽，鹰嘴部向后突出，可触及骨折块，骨擦感明显。肱骨髁间骨折肘后三角关系改变，压痛范围更加广泛，肱骨髁上骨折肘后三角关系正常。

(2) 尺骨鹰嘴骨折体格检查：发现肘关节皮下瘀血、瘀斑，皮肤肿胀、压痛，有时可触及骨折断端及骨擦感，肘后三角正常。

(3) 桡骨头骨折体格检查：局部压痛，功能障碍，尤其前臂旋后功能受限最明显，偶可触及骨擦感。

(4) 恐怖三联征体格检查：患肘局部肿胀及压痛明显，前臂屈曲、旋转受限，患肘后方空虚，肘后三角消失，鹰嘴部向后明显突出提示肘关节脱位。

(5) 尺骨鹰嘴的骨折脱位方向可有后脱位、外侧方脱位、内侧方脱位及前脱位。以后脱位最为常见，重度向后移位时可有正中神经与尺神经过度牵拉损伤，也可有肱动脉损伤。体格检查时患处肿痛，不能活动，患者以健手托住患侧前臂，肘关节处于半伸直位，被动活动时不能伸肘。肘后呈空虚感，可触及凹陷处。肘后三点关系完全破坏，失去正常关系。

(6) 孟氏骨折（Monteggia 骨折）为尺骨上 1/3 骨折合并桡骨头脱位，外伤后肘部及前臂肿胀，移位明显者可见尺骨成角或凹陷畸形。肘关节前外或后外方可触及脱出的桡骨头。前臂旋转受限。肿胀严重摸不清者局部压痛明显。

同时注意以下几点：①是否存在全身其他器官和部位损伤；②是否存在同侧肢体

其他部位骨折如肩关节、肋骨、胸骨等；③排除血管损伤可能，应注意桡动脉及尺动脉的搏动情况，肱骨髁上髁间骨折特别需要注意桡动脉搏动情况，若桡动脉搏动减弱或消失，提示肱动脉损伤可能；④神经损伤：手背虎口区域浅感觉减退，腕关节及手指伸直功能丧失，提示桡神经损伤；拇指、示指、中指浅感觉减退，拇指对掌功能障碍，提示有正中神经损伤；小指感觉减退，环指、小指爪形手畸形及手指分指、并指障碍，提示有尺神经损伤。

4. 完善肘关节骨折相关分型。

(1) 肱骨髁上髁间骨折分型。

① Mehen-Maria 分型：根据骨折线行径分为经髁横行骨折、外髁骨折、内髁骨折、T 形骨折、H 形骨折、Y 形骨折和 λ 形骨折。此分型较复杂，着重描述骨折的形态，能较好地评价骨折线位置及骨折粉碎程度，在指导治疗方面很有帮助，临床上较为常用。

② Riseborough 分型：根据骨折块分离错位情况分为四型。Ⅰ型，骨折无分离及错位，关节面平整；Ⅱ型，骨折块有轻度分离，关节面基本平整；Ⅲ型，内外髁均有旋转移位，关节面破坏；Ⅳ型，关节面严重破坏。这种分型能反映骨折的严重程度，对判断手术难度和预后有一定的意义，但在指导具体治疗方面存在不足。

③ AO 分型：根据骨折线位置和骨折粉碎程度分为 C1 型，一侧髁骨折；C2 型，累及髁间的骨折；C3 型，双髁骨折。

(2) 尺骨鹰嘴骨折 Schatzker 分型：见图 3-4。

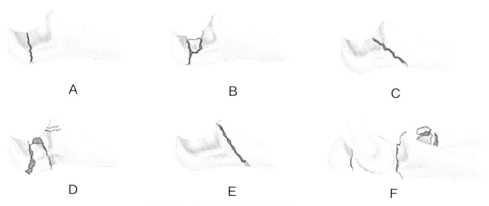

A   B   C

D   E   F

▲ 图 3-4　尺骨鹰嘴骨折 Schatzker 分型

A. 简单横行骨折；B. 横行压缩骨折；C. 斜行骨折；D. 粉碎性骨折；E. 更远端的骨折，关节外骨折；F. 骨折伴脱位

(3) 桡骨头骨折分型：Mason 分型、Keonconen 分型、Bakalim 分型、Morrey 分型等，其中 Mason 分型较为经典和常用（图 3-5）。

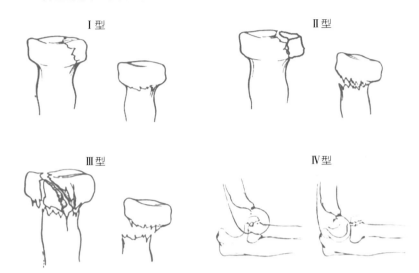

▲ 图 3-5　桡骨头骨折 Mason 分型

Ⅰ型. 无移位型骨折，骨折线可通过桡骨头边缘或呈劈裂状；Ⅱ型. 移位型骨折，有分离的边缘骨折；Ⅲ型. 粉碎型骨折，可移位、无移位或呈塌陷性；Ⅳ型. 桡骨头骨折伴肘关节脱位

(4) 冠状突骨折的分型：冠状突骨折主要有两种分型方法，分别为 Regan 和 Morrey 分型、O'Driscoll 分型，其中 Regan 和 Morrey 分型较为经典。1989 年，Regan 和 Morrey 分型主要从侧位 X 线片上将冠状突骨折分为三型，Ⅰ型为冠状突尖端的撕脱骨折；Ⅱ型为累及冠状突的高度 ≤ 50% 的骨折；Ⅲ型为 > 50% 的冠状突骨折，其中ⅢA 型不伴肘关节脱位，ⅢB 型伴肘关节脱位（图 3-6）。

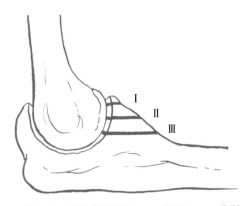

▲ 图 3-6　冠状突骨折 Regan 和 Morrey 分型

（二）入院处理

1. 完善各项检查，主要包括以下三点。

(1) 影像学检查。X 线检查：对损伤部位及时拍摄肘关节创伤系列 X 线片（肘关节正侧位片、肱骨正侧位片及尺桡骨正侧位片）以确诊骨折部位，排除其他部位骨折及了解骨折类型和移位程度。CT 检查：必要时可行 CT 三维重建，明确骨折详细情况的同时，更直观地显示骨折部位和移位情况，为选择治疗方案和指导治疗方案的制订提供帮助。查心电图及胸部 X 线片，完善相关检查。

(2) 检验及其他辅助检查：行血常规、电解质、C 反应蛋白（C-reaction protein，CRP）、尿常规（注意血尿、肌红蛋白尿）、便常规、血生化（肝功能、肾功能）、术前免疫、血型、凝血功能检查。

(3) 肌电图检查可鉴别神经损伤情况。

2. 入院医嘱：及时完善入院常规医嘱，包括护理、饮食等级等。

3. 对症处理，主要包括以下三点。

(1) 术前行石膏肘关节功能位固定，对于大多数肘关节骨折的患者，若行手法复位后，拍摄 X 线片提示复位合适，多选择石膏固定。若手法复位不佳，患肢肿胀明显多选择择期手术，予以石膏固定消肿处理，避免患肢移动及骨折端再移位的发生，可以运用甘露醇、呋塞米等消肿类药物，并嘱咐患者多活动手指，促进患肢消肿。

(2) 给予镇痛等对症治疗。镇痛药物可给予恩赛类药物（如塞来昔布胶囊）、非阿片类中枢性镇痛（如曲马多缓释片）和阿片类药物（如盐酸哌替啶）。

(3) 其他处理根据患者具体情况而定，如有高血压或糖尿病的患者，应给予对症处理，将血压或血糖控制在合适范围内。

（三）专科治疗

肘关节骨折包括肱骨髁上髁间骨折、尺骨鹰嘴骨折、桡骨头骨折、恐怖三联征，治疗需考虑以下条件：骨折开放性或者闭合性、单独还是多发骨折中的一个、年龄、骨的质量、粉碎程度、关节面平整程度、合并伤等。

1. 肱骨髁上髁间骨折的治疗

治疗目的是维持关节面的平整，保持肱骨髁原有的宽度，维持足够的活动度和稳定性，以保证肘关节早期的功能锻炼来获取良好的功能。非手术治疗仅适用于小部分 Riseborough Ⅰ 型患者，且往往伴有功能受限。复位内固定术仍然是肱骨髁上髁间骨折的首选治疗方式。

(1) 外固定：应用外固定治疗肱骨髁上髁间骨折较少，预后较差，患者通常有严重的肘关节僵硬，活动时伴有明显的疼痛，仅能恢复极少部分的肘关节功能。

(2) 外固定适应证：患者已有神经损伤，周围肌肉已无功能；开放性肱骨髁上髁间骨折，尤其是伴有大的软组织缺损或感染，可以采用微型外固定架固定；对于髁上髁间严重粉碎性骨折，切开复位内固定的预后预计很差；患者肘关节已融合于功能位；患者伴随严重的内科疾病，不能经受切开复位手术治疗。

(3) 切开复位内固定：切开复位、牢固固定和早期功能练习已被视为首选的治疗方法。

(4) 手术处理原则：首先复位髁间骨折并固定，将复杂髁间骨折变为简单髁上骨折，然后处理髁上骨折。显露并复位后，可用克氏针临时固定后再永久固定。如果内、外髁均有骨折，先将内髁或外髁嵴部固定于干骺端，然后用 Y 形钢板、双重建钢板或双锁定钢板将组合在一起的髁部固定于干骺端。

(5) 手术入路：手术入路方式多样，但考虑肱骨远端前方有重要血管、神经，肘后正中切口治疗肱骨远端粉碎性骨折优点最多，目前应用最广。采用肱三头肌正中劈开入路，通常在肱三头肌肌腱膜正中切开，锐性剥离附着在尺骨鹰嘴上的腱性部分，显露肘关节，术后肱三头肌过鹰嘴钻孔缝合重建，仍能获得良好的附着，对伸肘功能影响极小。

(6) 内固定物的选择。

①髁间骨折部分：对于 C1 型和 C2 型骨折，可选用双钢板固定，或 2 枚 4mm 骨松质拉力螺钉固定；对于 C3 型骨折，如果滑车部有骨缺损，首先要植骨，不能植骨者应选用全螺纹螺钉，板钉系统可以较牢固地固定大部分 C3 型骨折；对于粉碎严重的 C3 型骨折，特别是骨折线位于鹰嘴窝水平以下者，可用特殊的解剖板钉系统。

②髁上骨折部分：单钢板螺钉仅适用于部分 C1 型、C2 型骨折，即内侧髁骨折块较大并转完整时；双钢板固定，根据肱骨远端解剖学特点，固定肱骨远端内外侧柱，恢复肱骨远端三角形，可达到牢固固定；肱骨远端锁定加压接骨板系统（locking compression plate，LCP）对骨膜血供破坏小，解剖塑形可有效地预防复位丢失，尤其适合于骨质疏松的患者。术中使用后正中切口，行鹰嘴截骨入路，术后将鹰嘴截骨块复位，打入 2 枚平行克氏钉，8 字张力带钢丝固定。

③全肘关节置换术。部分肱骨远端严重粉碎性骨折以及骨质疏松明显的老年患者，采取内固定治疗后其预后仍欠佳，并发症发生率很高，而全肘关节置换术治疗这类患者效果较好。适应证：肱骨髁间骨折 C3 型，关节面损毁严重，无法复位并行内固定；老年患者，骨质疏松明显，内固定不能获得满意的强度；内固定失败，拟行翻修手术；术后创伤性关节炎，严重疼痛或功能障碍。禁忌证：肘关节近期感染；肘关节已长时间融合于功能位，不伴疼痛，不影响功能；软组织损伤伴有大量的骨和软

组织缺损；肘关节周围肌肉瘫痪；患者期望过高或伴有严重的内科疾病不能经受手术。

2. 尺骨鹰嘴骨折的治疗

尺骨鹰嘴骨折为关节内骨折，治疗强调解剖复位和早期功能锻炼。尺骨鹰嘴骨折手术的主要目的是关节面的解剖复位和牢固固定，以便早期功能锻炼，最大限度地恢复肘关节的正常功能。

(1) 保守治疗：大多数尺骨鹰嘴骨折需要手术治疗，但无移位的尺骨鹰嘴骨折可采取保守治疗，一般采用石膏固定于功能位，3～4 周去除石膏，开始功能锻炼。

(2) 手术治疗：对于明显移位、手法复位失败的患者应行手术切开复位。

尺骨鹰嘴骨折手术方法包括克氏针张力带固定、拉力螺钉固定、拉力螺钉张力带固定、钢板固定等，手术方法选择取决于骨折类型。稳定的横行骨折可采用克氏针张力带固定。斜行骨折可采用拉力螺钉固定或拉力螺钉张力带固定。不稳定的复杂骨折或粉碎性骨折需采用钢板固定，伴有骨缺损的粉碎性骨折在钢板固定的同时应予以植骨。老年伴严重骨质疏松的粉碎性骨折，涉及滑车切迹不到 50% 的鹰嘴近端可考虑切除。

3. 桡骨头骨折的治疗

桡骨头骨折的治疗目的是纠正由骨折引起的前臂旋转障碍，稳定前臂和肘关节，通过早期适当的训练恢复肘关节和前臂的活动功能。

(1) 桡骨头骨折保守治疗的适应证：无移位或者单纯移位，但对上尺桡关节活动无阻挡的骨折；范围 25%、塌陷 < 2mm 的桡骨头骨折可保守治疗；骨折移位大，但对旋转功能无影响。

(2) 方法：患肢用颈腕吊带或石膏进行固定，并在医师指导下开始主动屈伸、旋前和旋后练习。疼痛缓解后去除外固定，开始活动。一般制动时间为 7～14 天。

(3) 手术方式：包括切开复位内固定、桡骨头切除、桡骨头置换等。

①切开复位内固定的适应证：移位的非粉碎性骨折，且对旋转有阻挡的患者；关节面骨折累及 > 30% 的桡骨头、移位 > 2mm 者，特别是 55 岁以下的 Mason Ⅱ 型桡骨头骨折患者。此外，切开复位内固定也适用于处理一些更为复杂的不稳定骨折脱位，此时恢复关节面的平整对于重建肘关节稳定性非常重要。

②桡骨头切除的适应证：主要用于治疗单纯移位的老年桡骨头粉碎性骨折患者。桡骨切除仅适于肘关节稳定的病例，对于功能要求低伴有感染或其他治疗方案失败的患者，也考虑切除。

③桡骨头置换的适应证：移位的桡骨头粉碎性骨折、内固定手术无法获得稳定固定者。由桡骨头切除、畸形愈合或不愈合导致的肘关节不稳定也是桡骨头置换的适应证。

4. 肘关节恐怖三联症的治疗

治疗的目的是重建肘关节稳定性，防止肘关节创伤性不稳定，便于早期、无痛功能锻炼，使肘关节在功能性活动范围（屈伸及前臂旋转各 100°）内无痛活动，避免肘关节活动度的丧失。肘关节恐怖三联征通常由高能量损伤所致，骨、韧带结构损伤严重，治疗分为保守和手术两种方式。采用保守治疗的可能性很小。

(1) 保守治疗的患者必须满足以下条件：肱尺、肱桡关节活动同心圆性中心复位；桡骨头骨折块较小（累及关节面不足 25%）或骨折无移位，且不影响前臂旋转；肘关节获得充分的稳定性，能在伤后 2～3 周开始活动；冠状突尖骨折块很小。

(2) 手术治疗：绝大部分肘关节恐怖三联征患者需要接受手术治疗。

①手术治疗原则：恢复尺骨冠状突稳定性；桡骨头骨折内固定或金属假体置换恢复外侧柱稳定性，同时修复外侧副韧带等结构；修补内侧副韧带或应用可活动铰链式外固定架辅助固定以利于早期活动。

②手术入路选择原则：拟行桡骨头置换，可应用外侧入路；不拟行桡骨头置换，可选用后侧入路；若外侧入路固定尺骨冠状突困难，或外侧入路固定后仍存在肘关节外翻不稳定需要修补内侧副韧带，或存在尺神经症状，则附加内侧入路进行手术（图 3-7）。也可采用内、外侧双入路。

(3) 肘关节恐怖三联征的手术治疗要点。

①冠状突骨折的处理：冠状突对于肘关节的稳定性非常关键，即使很小的骨折块，可能对肘关节的生物力学产生明显的影响。目前的治疗方法包括拉力螺钉固定、空心钉固定、前内侧特殊支撑钢板固定、锚钉固定等。

②桡骨头骨折的处理：桡骨头骨折复位后采用空心螺钉、Herbert 钉固定，伴有桡骨颈骨折者采用微型钢板支持固定，只有桡骨头严重粉碎无法固定时，才考虑切除并行金属桡骨头假体置换。

③软组织结构修复：治疗肘关节恐怖三联征应常规行外侧副韧带修复。术中应检查肘关节的稳定性，如果发现有不稳定，则再做内侧切口修复肘内侧副韧带。

④可使用同轴圆心铰链外固定架固定 6 周，既可稳定肘关节，为骨折愈合、软组织修复提供稳定的环境，又允许早期活动、功能锻炼。

5. 术前处理

(1) 术前必要时复查患者各项指标，如血红蛋白、肝肾功能、血糖、血压等与手术密切相关的指标。

(2) 术前 1 天停常规医嘱，开术前医嘱，及时告知患者及家属手术相关事宜，签署各种手术治疗相关的知情同意书、术前小结等文书。

(3) 术前 30min 使用一代或二代头孢类抗生素预防感染。

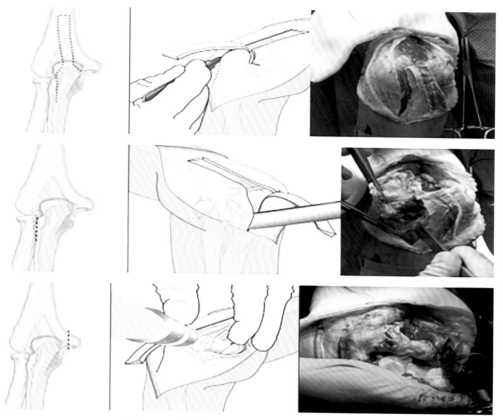

▲ 图 3-7　尺神经卡压采取内侧入路（选取内上髁截骨术）

（四）术后处理

1. 及时完善术后医嘱，给予消炎、镇痛、消肿等对症治疗。抗生素使用时间和强度需严格遵照一类切口抗生素使用原则。如果手术时间超过 3h 或出血量＞1500ml，术中可追加使用一代或二代头孢类抗生素。术后使用镇痛药物需注意不要与麻醉科使用的镇痛泵中的药物重复。

2. 定期换药，换药次数根据手术切口渗出多少决定，一般情况 2～3 次 / 日。

3. 如果留置引流管，根据引流量决定何时拔除引流管。

4. 指导患者进行功能锻炼：术后 1 天开始进行手指活动帮助患肢消肿。术后 3～5 天进行肘关节锻炼，患者取卧位，将肘部支撑固定于床面上，小臂及手悬空，肌肉完全放松，使肘部缓慢下垂伸直，再缓慢回正。早期每次 10～15min，每日 2～3 次。

（五）术后随访

及时复查患侧 X 线片，必要时可行 CT 检查。一般肘关节骨折在 3 个月左右愈合。超过 6～9 个月骨折不愈合为骨折延迟愈合，超过 9 个月骨折线仍清晰属于骨不连，建议到医院继续治疗。建议术后每 1～2 个月定期复查，拍摄 X 线片查看骨折愈合情况，继续指导功能锻炼。

三、骨盆骨折

（一）明确诊断

第一时间判断患者血流动力学状态。

1. 若为血流动力学不稳定型，即骨折伴有低血压（收缩压 ≤ 90mmHg），需要大量输血（4～6 单位浓缩红细胞）或显著碱缺乏（BE ≤ −6mmol/L），或以上两种情况同时存在，则立即在急救室进行初期救治（详见"入院处理"部分）。

2. 若血流动力学稳定，则收入院行择期手术治疗。

（二）入院评估

1. 专科病史询问：包括外伤性质、时间、机制、部位、出血情况及伤后处理经过。

2. 一般病史询问：与病例内容相关的病史，尤其是可能存在的影响后续治疗的基础疾病。

3. 体格检查：接诊医师及时完成全身及专科体格检查，确定骨折类型。

(1) 稳定骨折：单纯耻骨支骨折（单侧或双侧），疼痛部位在腹股沟及阴部，可伴有内收肌疼痛；髂前部撕脱骨折，常伴有皮下出血、屈伸髋关节疼痛；骶骨、髂骨局部骨折，以局部肿痛为主。

(2) 不稳定骨折：耻骨联合分离时，其间隙加大，且有明显压痛，患者多有翻身困难、下肢移动困难等。

同时应注意以下合并损伤及并发症。

①休克：详细检查患者血压、脉搏、意识、血红蛋白、血细胞比容等，了解是否存在休克（必要时给予一级护理和心电监护）。

②尿道、膀胱、直肠、肛管损伤：应通过尿道、会阴部及肛门检查明确是否存在出血或撕裂伤等情况。

③神经损伤：骶骨管骨折脱位可损伤支配括约肌及会阴部的马尾神经，骶骨孔部位骨折可损伤坐骨神经根，骶侧翼骨折可损伤 L_5 神经，坐骨骨折可损伤坐骨神经，耻骨支骨折偶可损伤闭孔神经或股神经，髂前上棘撕脱骨折可损伤股外皮神经，应

对上述神经所支配区域的肌肉活动及皮肤感觉进行相应检查。

④大血管损伤：骨盆骨折偶可损伤股动脉、髂外动脉，应检查股动脉、足背动脉搏动以排除损伤。

⑤腹腔脏器损伤：空腔脏器损伤，如腹膜刺激征、肠鸣音消失、肝浊音界消失；实质性脏器损伤，如腹腔出血，可有移动性浊音。必要时行腹腔穿刺。

4. 完善骨折分型：主要使用 AO 分型、Tile 分类和 Young-Burgess 分型。

(1) Tile/AO 分类：A 型稳定，轻度移位；B 型纵向稳定，旋转不稳定，后方及盆底结构完整；B1 前后挤压伤，外旋，耻骨联合＞2.5cm，骶髂前韧带＋骶棘韧带损伤；B2 型侧方挤压伤，内旋；B2.1 型侧方挤压伤，同侧型；B2.2 型侧方挤压伤，对侧型；B3 型双侧 B 型损伤；C 型旋转及纵向均不稳定（纵向剪力伤）；C1 型单侧骨盆；C1.1 型髂骨骨折；C1.2 型骶髂关节脱位；C1.3 型骶骨骨折；C2 型双侧骨盆；C3 型合并髋臼骨折。

(2) Young-Burgess 分型。

①分离型（APC）：由前后挤压伤所致，常见耻骨联合分离，严重时造成骶髂前后韧带损伤占骨盆骨折的 21%；根据骨折严重程度不同又分为Ⅰ、Ⅱ、Ⅲ三个亚型。

②压缩型（LC）：由侧方挤压伤所致，常造成骶骨骨折（侧后方挤压）及半侧骨盆内旋（侧前方挤压），占骨盆骨折的 49%；根据骨折严重程度不同也分为Ⅰ、Ⅱ、Ⅲ三个亚型。

③垂直型（VS）：剪切外力损伤，由垂直或斜行外力所致，常导致垂直或旋转方向不稳定，占骨盆骨折的 6%。

④混合型（CM）：侧方挤压伤及剪切外力损伤，导致骨盆前环及前后韧带的损伤，占骨盆骨折的 14%。

该分类的优点是有助于损伤程度的判断及对合并损伤的估计可指导抢救、判断预后。根据文献统计，分离型骨折合并损伤最严重，死亡率也最高，压缩型次之，垂直型较低；而在出血量上的排序依次是分离型、垂直型、混合型、压缩型。

（三）入院处理

可参照下图流程对骨盆骨折患者进行处理（图 3-8）。

1. 血流动力学不稳定的患者（多学科协作）

(1) 早期输注平衡盐溶液、成分血或全血，输入量至少 1000ml 以上。

(2) 动脉造影栓塞术：髂内动脉临时性血管栓塞在紧急状态下止血效果比较显著。

(3) 腹膜外骨盆填塞：于耻骨上纵向切开 5cm，显露后腹膜血肿，并清除血凝块；将膀胱拉向一侧，沿骨盆缘向后方尽可能深地探查，并依次填塞三大块纱布垫，第一块纱布置于最深处（骶髂关节的下方），第二块放置于第一块纱布垫前方（即骨盆窝的中央），第三块纱布垫填塞于膀胱后外侧的耻骨后窝处；待一侧完成填塞后，再将膀胱拉向另一侧，完成对侧的填塞。如果填塞后仍可见持续鲜红色出血，则提示有动脉性出血，此时应立即实施急诊血管造影术，栓塞有活动性出血的血管。通常纱布填塞后48～72h取出纱布，如果仍有活动性出血，则予以纱布重复填塞，并考虑行增强CT检查。

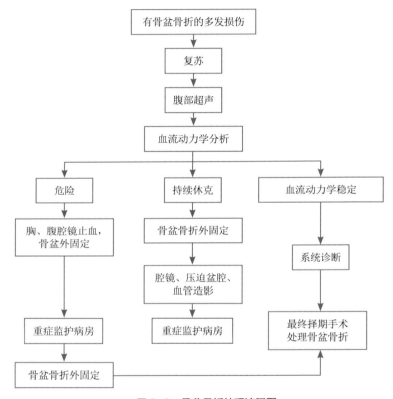

▲ 图3-8　**骨盆骨折处理流程图**

(4) 骨盆外固定：骨盆外固定架包括前环外固定架（图3-9）和C形钳，前者可用于治疗骨盆前环的不稳定，如耻骨联合分离、耻骨支骨折等；后者适用于骶髂关节分离、骶骨骨折等骨盆后环的不稳定。

2. 血流动力学稳定的患者（择期治疗）

(1) 完善各项检查，主要包括以下项目。

①影像学检查。

● X线检查：拍摄骨盆系列X线片（骨盆正位片、入口位片、出口位片）以确诊骨折及了解骨折类型。

- CT 检查：行三维 CT 重建可以更加具体地了解骨折形态，并有助于排除是否存在髋臼骨折。
- 心电图、胸透及超声检查。需手术治疗的，术前 1 天行双下肢深静脉彩超检查，以排除深静脉血栓可能。

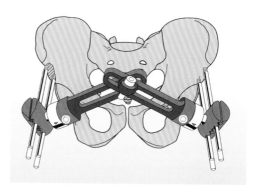

▲ 图 3-9　骨盆外固定架固定

②检验及其他辅助检查：行血常规、尿常规（注意血尿、肌红蛋白尿）、便常规、血生化（高钾血症、酸中毒）、术前免疫、血型、出凝血时间检查。

(2) 入院医嘱：及时完善入院常规医嘱，包括护理、饮食等级等。

(3) 对症处理，主要包括镇痛、抗凝等对症治疗。镇痛可选择非甾体抗炎药物（塞来昔布胶囊、艾瑞昔布片）、非阿片类中枢性镇痛药物（曲马多缓释片）、阿片类药物（盐酸哌替啶）。抗凝血药可选择低分子钙素钠、达肝素钠、那曲肝素钙。

(4) 其他处理：根据患者具体情况而定，如有高血压或糖尿病的患者，应给予对症处理，将血压或血糖控制在合适范围内。

(5) 术前准备：必要时复查患者各项指标，如血红蛋白、肝肾功能、血糖、血压等与手术密切相关的指标；备同型血。术前 1 天停常规医嘱，开术前医嘱，及时告知患者及家属手术相关事宜，签署各种手术治疗相关的知情同意书、术前小结等文书；术前 30min 使用一代或二代头孢类抗生素预防感染。

（四）专科治疗

1. 非手术治疗

(1) 稳定骨折：指单纯前环耻骨支、坐骨支骨折，骶骨、髂骨裂隙骨折，撕脱骨折（如髂前上棘撕脱骨折）。大多以保守治疗为主，采取卧床、骨盆悬吊、手法复位、牵引、石膏固定、中药外敷等治疗；休息时间为 2～4 周，年老体弱者则时间适当延长。需要注意患者的皮肤护理、疼痛管理等，预防压疮、肌萎缩等疾病的出现。

(2) 不稳定骨折。

①骶髂关节脱位：可行骨牵引治疗，重量为体重的 1/7～1/5，时间不少于 8 周。

②骶髂关节韧带损伤型骨折：压缩型予以手法复位，腹带固定，下肢牵引 6 周；分离型使用侧方手法矫正，骨盆悬吊 6 周。

③骶孔直线骨折：骨牵引重量应达体重的 1/5，牵引 6 周。

④耻骨联合分离：左右分离型可使用手法复位后，骨盆悬吊配合腹带固定。

2. 手术治疗

(1) 外固定术：适用于 Tile B 型、旋转不稳定骨折，无骶髂关节向上脱位者。

(2) 内固定术：适用于旋转不稳定但垂直稳定的 Tile B 型骨折；伴有耻骨联合分离＞2.5cm；耻骨支骨折伴有＞2cm 移位；或其他旋转不稳定的骨折伴有明显下肢不等长（＞1.5cm）；或不能接受的骨盆旋转畸形。手术时间为伤后 5～7 天。

①钢板螺钉内固定：适用于耻骨联合分离、耻骨支合并髋臼前柱骨折、耻骨支合并耻骨联合分离。

②后路腰髂内固定：治疗骨盆后环不稳定较为常用的方法。

③透视下经皮骶髂关节螺钉固定术适用于骶髂关节脱位及骶骨骨折（图 3-10）。适应证：患者伤后 1 周内，且术前已通过牵引完成复位；禁忌证：闭合复位失败；骶骨解剖变异；骨质疏松。

④骶髂关节前路固定：用 2 块 2～3 孔加压钢板或一块方钢板跨过骶髂关节固定。

（五）术后处理

1. 及时完善术后医嘱，给予预防感染、抗凝、镇痛等对症治疗。抗生素使用时间和强度需严格遵照一类切口抗生素使用原则。如果手术时间超过 3h 或出血量＞1500ml，术中可追加使用一代或二代头孢类抗生素。术后使用镇痛药物需注意不要与麻醉科使用的镇痛泵中的药物重复。

2. 预防下肢深静脉血栓：骨盆骨折深静脉血栓（deep venous thrombosis，DVT）发生率较高 35%～50%，肺栓塞（pulmonary embolism，PE）发生率为 2%～10%，如果患者无明显的出血倾向，可给予低分子肝素皮下注射，否则可用弹力袜、下肢血供仪防止血栓发生。

3. 定期换药，换药次数根据手术切口渗出多少决定。

4. 如果留置引流管，根据引流量决定何时拔除引流管。

5. 术后摄片：包括常规骨盆正位、入口位及出口位 X 线片，骶骨钉固定则需要行 CT 检查以了解螺钉是否进入骶管。

6. 指导患者行功能锻炼：健侧肢体 3 天后开始负重锻炼；B 型骨折术后 6 周开始部分负重，C 型骨折术后 8～10 周开

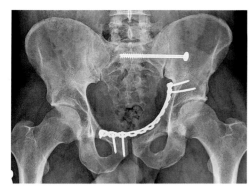

▲ 图 3-10　经皮骶髂关节螺钉固定术治疗骶髂关节脱位

始部分负重，完全负重一般在术后 12 周以后。双侧骨盆不稳定损伤患者术后 12 周损伤较轻的一侧开始部分负重。

7. 内固定拆除：耻骨联合及骶髂关节的内固定可于 6～12 个月拆除，但不是必须。其他部位内固定一般不需拆除。

8. 术后随访：术后 1 个月、3 个月、6 个月、12 个月复查，了解骨折愈合情况及功能恢复情况。

四、股骨干骨折

（一）入院评估

1. 专科病史询问：包括外伤性质、时间、机制、部位、出血情况及伤后处理经过。

2. 一般病史询问：与病例内容相关的病史，尤其是可能存在的影响后续治疗的基础疾病。

3. 体格检查：接诊医师及时完成全身及专科体格检查，专科重点注意股骨畸形和活动情况，损伤部位可出现局部肿胀、皮下瘀斑、畸形、压痛、反常活动、骨擦音阳性、纵向叩击痛阳性和患侧肢体功能受限。同时注意以下六点。

(1) 是否存在全身其他器官和部位损伤。

(2) 是否存在同侧肢体其他部位如骨盆、股骨粗隆、髌骨、胫骨，尤其是股骨颈骨折，经常出现漏诊的情况（图 3-11）。

(3) 股骨干骨折内出血量大，注意是否出现休克（必要时给予一级护理和心电监护）。

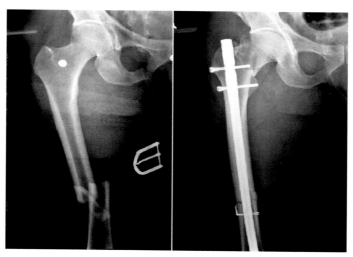

▲ 图 3-11　术前股骨颈骨折漏诊，术后发现股骨颈骨折

(4) 注意周围软组织损伤，存在挤压综合征可能，合并膝关节肿胀可能存在韧带损伤，需做应力试验检查。

(5) 股骨干骨折患者往往形成较大的血肿，且髓腔开放，周围静脉破裂，在搬运过程中又未能很好制动，髓腔内脂肪很容易进入破裂的静脉，因此对股骨干骨折患者需高度警惕脂肪栓塞综合征的发生，尤其是青壮年或双侧股骨干骨折患者。必要时行心电监护和血气分析检查，若血氧饱和度进行性下降，就应高度警惕脂肪栓塞综合征的发生。

(6) 有股神经、股动静脉损伤则有相应表现，股骨中下 1/3 骨折，注意是否有胫、腓总神经损伤表现。

4. 完善骨折分型：主要使用 AO 分型。

（二）入院处理

1. 完善各项检查，主要包括两点。

(1) 影像学检查。

① X 线检查：对损伤部位及时拍摄股骨创伤系列 X 线片（股骨正侧位片，骨盆正位片、同侧膝关节正侧位片）以确诊骨折及了解骨折类型。

② CT 检查：必要时可行 CT，明确骨折详细情况，指导治疗方案的制订。

③心电图、胸透及超声检查。需手术治疗的，术前 1 天行双下肢深静脉彩超检查，以排除深静脉血栓可能。

(2) 检验及其他辅助检查：行血常规、尿常规（注意血尿、肌红蛋白尿）、便常规、血生化（高钾血症、酸中毒）、血气分析（脂肪栓塞综合征）、术前免疫、血型、出凝血时间检查。

2. 入院医嘱：及时完善入院常规医嘱，包括护理、饮食等级等。

3. 对症处理，主要包括以下三点。

(1) 术前行胫骨结节牵引，对于大多数股骨干骨折牵引的重量，通常选择人体体重的 1/7～1/8。如果是年老体弱，伴有明显骨质疏松的患者，需要适当减轻牵引的重量。如果患者伴有同侧胫骨平台骨折，可改行股骨髁上或跟骨结节牵引。签署相关的知情同意书并在病程记录中记录牵引操作过程。

(2) 给予镇痛、抗凝等对症治疗。镇痛药物可给予非甾体抗炎药物（如塞来昔布胶囊）、非阿片类中枢性镇痛药（如曲马多缓释片）及阿片类药物（如盐酸哌替啶）。抗凝血药可选择低分子钙素钠、达肝素钠、那曲肝素钙，均为皮下注射，使用剂量需参考患者体重。

(3) 其他处理根据患者具体情况而定，如有高血压或糖尿病的患者，应给予对症处理，将血压或血糖控制在合适范围内。

（三）专科治疗

股骨干骨折的治疗需考虑以下条件：骨折开放性或者闭合性、单独还是多发骨折中的一个、年龄、骨的质量、粉碎程度、水平、合并伤。

1. 非手术治疗

婴幼儿、部分儿童和青少年及无法耐受手术治疗的患者可选择保守治疗，需完善各种非手术治疗的知情同意书。

(1) 连衣挽具或髋人字石膏：适用于 6 月龄以下的儿童股骨干骨折患者。

(2) Bryant 牵引：通常用皮牵引方式，适用于 3 岁以下儿童，不强求解剖复位，如果成角不超过 10°，重叠不超过 2cm，功能一般不受影响。牵引重量以臀部离开床面为宜。

(3) Russell 牵引：适用于 3—12 岁儿童，此牵引较为舒适、护理方便，强调要维持对线，可容许短缩 1～2cm，应该严格控制旋转畸形，一般儿童在 6～8 周骨折愈合后可去除牵引。

(4) 平衡悬吊牵引：将肢体置 Thomas 架和 Pearson 副架上，支架用滑轮悬吊，床尾垫高，以使身体作为反牵引力。远端行胫骨结节或股骨髁上滑动牵引。患者在床上活动时，肢体位置不变，并可随支架整体活动，便于患者抬高臀部护理。此牵引对长斜行或螺旋形骨折易维持对位对线；而对横行骨折虽可维持对线，但对位极为困难。

(5) 股骨干骨折行保守治疗时，要密切观察患肢血供、感觉和活动，加强护理，避免出现局部压疮，定期复查患者各项指标。

2. 手术治疗

对于全身情况能耐受手术患者，部分儿童和成人股骨干骨折均可选择手术治疗。

(1) 术前必要时复查患者各项指标，如血红蛋白、肝肾功能、血糖、血压等与手术密切相关的指标。

(2) 术前 1 天停常规医嘱，开术前医嘱，及时告知患者及家属手术相关事宜，签署各种手术治疗相关的知情同意书、术前小结等文书。

(3) 术前 30min 使用一代或二代头孢类抗生素预防感染。

(4) 手术方式选择：手术方式取决于患者的全身情况及骨折部位、类型、周围软组织损伤情况，还应遵循以下两个原则。

①固定材料有足够强度。

②微创，减少骨折周围血供破坏，生物固定原则。

3. 儿童股骨干骨折常用的固定方式

(1) 弹性髓内钉固定：年龄在 5—11 岁的儿童股骨干骨折可采用弹性髓内钉固定。

(2) 青少年型髓内钉：11 岁以上至骨发育停止的儿童股骨干骨折患者可采用专用的青少年型髓内钉进行固定。注意该型髓内钉较成人型髓内钉有更大的外翻角度，因此进针点较成人的大粗隆顶点应更加靠外。

(3) 如果为开放性骨折，可选用外固定架固定。

(4) 如果合并其他器官和部位损伤，不适合使用髓内钉治疗的，可选用钢板固定。

4. 成人股骨干骨折常用的固定方式

(1) 闭合复位髓内钉内固定：目前是股骨干骨折治疗的金标准。适用于横行、短斜行、轻微粉碎性或者蝶形骨片、多段骨折；骨折近端、远干骺端、严重粉碎性骨折不适用。术前注意牵引力度足够，以维持股骨长度、力线。术中扩髓，钉与骨折接触面增大，增加骨折稳定性，骨髓血管化，促进骨愈合。根据骨折位置可选择顺行髓内钉、逆行髓内钉（同侧股骨颈、干骨折，浮膝损伤，肥胖者适用）。

(2) 开放复位髓内钉内固定：通常在闭合复位失败时使用。在长螺旋形骨折或多个骨折块的骨折，仅靠 1 枚髓内钉的固定不足以得到稳定的固定，可对粉碎性骨折或斜行骨折端附件环形钢丝固定，以增加固定的稳定性，最重要的是应尽可能地保留粉碎性骨折块的血供，不宜过多剥离骨膜。术后处理与闭合复位髓内钉技术没有明显差别。不过必须了解由于切开复位软组织损伤较严重，骨折愈合时间较长，负重时间应相对延迟。

(3) 钢板螺钉内固定：适应证包括髓腔过于狭窄无法使用髓内钉固定，合并严重的头部 / 胸部损伤理论上使用髓内钉固定会加重损伤，双侧股骨干骨折一侧已行髓内钉固定的患者。此外股骨干合并同侧股骨颈骨折或股骨干合并同侧股骨远端髁间骨折等复杂骨折也是使用钢板固定的相对适应证。钢板螺钉内固定可以使得断端加压，实现坚强内固定，便于早期功能锻炼；但其对骨折断端周围血供、骨膜影响大，内固定松动、骨不愈合率高。此疗法儿童骨折应用多，不过骺线，不影响生长发育。常用动力加压钢板（dynamic compression plate，DCP），手术入路选择股骨后外侧入路，于前后肌间隙间进入。

(4) 外固定：广泛软组织损伤、Ⅲ 度开放性、严重感染的股骨干骨折可适用；以及不稳定严重多发骨折患者，外固定临时固定，二期更换内固定治疗可适用。尤其需要注意外固定针的位置，通常分别置入 4 枚外固定针，2 枚尽量靠近骨折端，另 2 枚则远离骨折端。第一枚针通常置于大转子下方四横指的位置，基本位于小转子水平；第二枚针的位置取决于骨折部位，其位于骨折近端并应尽量靠近骨折端；第三枚针应恰好置于骨折线的下方；最后一枚针应至少位于股骨髁上 2 横指的位置。通常选用 200mm×5mm 斯氏针作为双边外固定架的固定针，对于肥胖患者则可使用（250～300）mm×5mm 固定针。外固定针应置于大腿略向前外侧方。

（四）术后处理

1. 及时完善术后医嘱，给予消炎、镇痛等对症治疗。抗生素使用时间和强度需严格遵照一类切口抗生素使用原则。如果手术时间超过 3h 或出血量＞ 1500ml，术中可追加使用一代或二代头孢类抗生素。术后使用镇痛药物需注意不要与麻醉科使用的镇痛泵中的药物重复。

2. 定期换药，换药次数根据手术切口渗出多少决定。

3. 如果留置引流管，根据引流量决定何时拔除引流管。

4. 指导患者行功能锻炼：术后 1 天开始股四头肌收缩、足踝功能锻炼，术后 3～5 天行 CPM 机协助下膝关节被动屈伸功能锻炼等。

5. 及时复查患侧 X 线片，必要时可行 CT 检查。一般股骨干骨折在 3 个月左右愈合。超过 6～9 个月骨折不愈合为骨折延迟愈合，超过 9 个月骨折线仍清晰属于骨不连，建议到医院继续治疗。建议术后每 1～2 个月定期复查，拍摄 X 线片查看骨折愈合情况，继续指导功能锻炼。

（五）开放性股骨干骨折

股骨干不同于胫骨，有丰富的血供和丰厚的肌肉，有关软组织闭合和骨折块的固定问题要相对简单，造成开放的股骨干骨折，因股骨周围大的肌肉群可有明显的能量吸收，即使是 Gustion Ⅰ 型开放性骨折，也应考虑是高能量损伤，所以对开放性股骨干骨折的患者，必须考虑到有多发合并伤的可能。所有的开放性股骨干骨折都需要立即冲洗和伤口扩创，不应在科室的清创室进行此类操作，必须在手术室进行（图3-12）。

有时开放性骨折常不能了解是否存在锐利的骨折断端在穿通皮肤后又退回到伤口内的情况，常难以确定其污染程度，应及时给予破伤风抗毒素和抗生素预防。在扩创后股骨断端应使用软组织覆盖，为了预防感染，除全身尽早使用抗生素外，可以采用局部灌洗的方法预防感染。

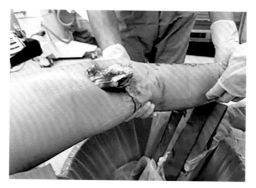

▲ 图 3-12　所有的开放性股骨干骨折，均为高能量损伤，需要立即冲洗和伤口扩创，不应在科室的清创室进行此类操作，必须在手术室进行

- Gustion Ⅰ 型开放性骨折，在扩创后可以按闭合性骨折处理。
- Gustion Ⅱ 型开放性骨折若在 8h

内处理伤口，可做内固定，但固定方式取决于骨折类型。

- Gustion Ⅲ 型开放性骨折不宜 Ⅰ 期做内固定，是否采用髓内钉固定治疗，应根据具体情况具体对待或先用外固定架固定，在确认无感染的情况下，再用内固定替换。

五、股骨远端骨折（髁上及髁间）

（一）入院评估

1. 专科病史询问：包括外伤性质、时间、机制、部位、出血情况及伤后处理经过；多数股骨髁上骨折的受伤机制是由于轴向负荷合并内翻、外翻或旋转的应力。在年轻患者中，常发生在高能量损伤的车祸、高处坠落伤中等。在老年患者，常由屈膝位滑倒和摔伤等低能量损伤引起。详细询问病史，明确受伤原因，进行仔细的全身检查，尤其是全身多发性创伤的患者。同侧髋关节、膝关节和整个下肢也应进行仔细检查，如果怀疑有血管损伤用超声多普勒检查，必要时进行血管造影。如果大腿张力明显，尤需注意血管检查和压力监测。

2. 一般病史询问：与病例内容相关的病史，尤其是可能存在的影响后续治疗的基础疾病。

3. 体格检查：接诊医师及时完成全身及专科体格检查，专科重点注意股骨畸形和活动情况，损伤部位可出现局部肿胀、皮下瘀斑、畸形、压痛、反常活动、骨擦音阳性、纵向叩击痛阳性和患侧肢体功能受限。股骨髁骨折受腓肠肌牵拉，骨折向后移位，可压迫腘血管及神经，尤需注意腘血管和神经的检查。

4. 完善骨折分型：主要使用 AO 分型及 Muller 分型。

（二）入院处理

1. 完善各项检查，主要包括以下两点。

(1) 影像学检查：常规拍摄膝关节（包括股骨髁上部分）正侧位片，如果是粉碎性骨折，牵引下摄片时骨折的形态更清楚，有利于骨折的分类。对于股骨髁间骨折患者，尤其是粉碎性骨折或同时伴有胫骨平台骨折患者，拍摄 45° 斜位片有助于了解损伤情况。在股骨远端骨折稳定之前，通常无法拍摄应力位片了解关节内的韧带损伤。CT 扫描检查可以明确软骨、骨软骨损伤或者压缩情况。在高能量车祸伤时，同侧股骨干或股骨颈骨折、髌骨和髋臼骨折的并发率较高，拍摄骨盆正位片、髋关节和股骨全长正侧位片可明确诊断。如果怀疑膝关节韧带和半月板损伤，可进行 MRI 检查。股骨远端骨折伴随完全膝关节脱位者，除非全面的血管检查（脉搏、Doppler 超声脉压、感觉和肌力）或多次反复有经验的检查结果皆正常，否则需进行血管造影检查，因为这种病例有 40% 合并血管损伤。正常肢体的对照片有助于骨科医师制订术前计划。常规检查心电图及胸部 X 线片。需手术治疗的，术前 1 天行双下肢深静脉彩超检查，以排除深静脉血栓可能。

(2) 检验及其他辅助检查：行血常规、尿常规（注意血尿、肌红蛋白尿）、便常规、血生化（高钾血症、酸中毒）、血气分析（脂肪栓塞综合征）、术前免疫、血型、出凝血时间检查。

2. 入院医嘱：及时完善入院常规医嘱，包括护理、饮食等级等。

3. 对症处理，主要包括以下三点。

(1) 入院后行胫骨结节骨牵引术或石膏托固定。骨牵引的原则同股骨干骨折部分。

(2) 给予镇痛、抗凝等对症治疗。镇痛药物可给予非甾体抗炎药（如塞来昔布胶囊）、非阿片类中枢性镇痛药（如曲马多缓释片）及阿片类药物（如盐酸哌替啶）。抗凝血药可选择低分子钙素钠、达肝素钠、那曲肝素钙，均为皮下注射，使用剂量需参考患者体重。

(3) 其他处理根据患者具体情况而定，如有高血压或糖尿病的患者，应给予对症处理，将血压或血糖控制在合适范围内。

（三）专科治疗

股骨远端骨折属关节周围、关节内骨折，骨折端未达到解剖复位和关节内外粘连是本病治疗效果不佳的主要原因。因此，处理原则应包括：①对单纯骨折如 A1 型骨折、儿童 A 型骨折等可行非手术治疗；对粉碎复杂的骨折、成人骨折则多选择手术处理，解剖复位，清除关节内积血及碎骨块；②恢复股骨干髁端与股骨干间的解剖关系，包括正常的力线、长度和旋转对位；③坚强或适当内固定；④早期功能康复。

1. 非手术治疗

(1) 传统非手术治疗包括闭合复位骨折、骨牵引和管型石膏。管型石膏固定适用于无移位骨折及儿童青枝骨折。用长腿石膏管型屈膝 20°～30°，固定 6 周开始练膝活动。

(2) 牵引治疗适用于青少年、儿童或成人的单纯股骨髁上 A 型骨折，最常用的是胫骨结节骨牵引，患肢置于托马斯架上，膝关节处于轻度屈曲位，最初牵引重量为 15～20 磅（6.8 ～ 9.1kg），为利于骨折达到确切复位和维持位置，可加股骨髁部向上牵引，骨折复位后，允许膝关节早期活动。

2. 手术治疗

对于全身情况能耐受手术患者，可选择手术治疗。

(1) 股骨髁上骨折：多数选择单一外侧入路，切口位于大腿外侧，从骨折近端延伸至股骨髁部，经过股骨外侧髁中点及外侧副韧带近端起点的前方，然后弧形向前内侧到达胫骨结节。切开髂胫束，从股二头肌与股外侧肌间隙分离进入，将股外侧肌从外侧肌间隔分离并向前内牵拉以显露股骨干，注意分离和结扎动脉穿支，必要时切开关节囊，将髌骨与伸肌一起牵向内侧，显露骨折端。此切口多用于股骨髁上及外髁骨折。95°钢板之前广泛应用于治疗股骨远端骨折。AO 动力髁螺钉（dynamic condyle screw，DCS）的设计类似于 95°钢板，仅以加压螺钉替代了插入刃板。其适应证及操作方法与 95°钢板类似，更适合于伴有髁间骨折的股骨髁上骨折（图 3-13）。微创内固定系统（less invasive stablization system，LISS）钢板是 AO 协会在锁定加压钢板基础上研究开发的新一代干骺端锁定钢板，其钢板针对股骨远端和胫骨近端的骨结构进行了特殊设计，加上可透 X 线的导向器的使用，使股骨远端和胫骨近端骨折的治疗可采用微创技术，是目前用于治疗股骨远端骨折并得到广泛接受的最早的钢板螺钉内固定器械之一。特别强调的是，对于髁上骨折，如果内侧骨皮质缺损＞2cm，单纯外侧 LISS 钢板固定失败率较高，应采用结构性植骨＋自体骨联合内侧钢板修复内侧骨皮质缺损（图 3-14）。

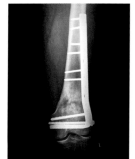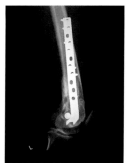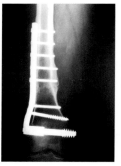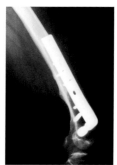

▲ 图 3-13　95°钢板和动力髁螺钉治疗股骨髁上骨折

(2) 单髁骨折：即 B 型骨折，其治疗原则是切开解剖复位和坚强内固定。B1 型和 B2 型骨折分别是股骨外侧髁和内侧髁的单髁骨折。手术入路取膝外侧切口或前内侧切口。

固定方法：除显露髁前面骨折线与髁间凹外，在侧方应显露出髁的后面，清除关节内积血、碎骨片后，在骨折髁上，钻入一斯氏针，作为杠杆以把持骨折块使其复位，观察髁前面及髁间凹，可以获得解剖复位。使用 2 枚克氏针将骨折髁与未骨折髁暂时固定。年轻患者骨松质致密，使用 2 枚 6.5mm 骨松质螺钉（32mm 长的螺纹）和垫圈可获得牢固固定，但对于骨质疏松的老年患者，必须使用额外固定，建议使用远端带骨松质螺钉孔的支持钢板固定。同样，如果骨折线延伸到近端干骺端区域，为抵消剪切应力和近端骨折移位的趋势，可使用防滑或支持钢板。推荐使用良好塑形的 T 形支持钢板，骨折远端使用 6.5mm 骨松质螺钉，近端使用 4.5mm 骨皮质螺钉、拉力螺钉用来加强固定。

（3）B3 型股骨远端单髁骨折：是股骨远端冠状面的骨折（Hoffa 骨折），两个髁部都有发生的可能，术前 CT 扫描很有价值。手术入路与 B1 型和 B2 型骨折一样。

固定方法：关节面解剖复位，复位后用克氏针暂时固定，最终固定使用在前后方向上垂直于骨折线平面植入物的拉力螺钉必须尽量偏内或偏外，以避免损伤关节软骨。螺钉大小由骨折块的大小决定。可以使用 6.5mm 带 16mm 螺纹的骨松质螺钉，对于较小的骨块可以使用 4mm 骨松质螺钉（图 3-15）。如果由于部分骨折形态必须经关节软骨置入螺钉，则螺钉必须是埋头的。有时螺钉可以从后方置入，直接穿过骨折线。

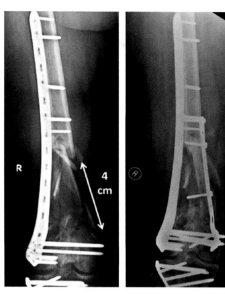

▲ 图 3-14　股骨髁上骨折内侧骨皮质缺损为 4cm，采用结构性植骨＋自体骨联合内侧钢板修复内侧骨皮质缺损

（4）股骨远端双髁骨折：股骨远端双髁骨折，即 C 型骨折。骨折严重粉碎、骨折块间多向移位、相互间分离，并伴有同侧股骨干的移位。其治疗首先是关节内骨折的解剖复位和坚强的内固定，髁上骨折的处理与 A 型骨折类似。

（5）C1 和 C2 型骨折：是没有髁间粉碎性骨折的双髁骨折，C2 型干骺端有粉碎性骨折。可选择固定角度固定物，如 95° 钢板和动力髁螺钉。C2 型骨折亦可选用 LISS 钢板内固定。手术入路取膝前外侧切口，先将垂直的髁间骨块解剖重建成一个整体，然后重建关节面。

固定方法：用克氏针临时固定，最后使用 6.5mm 拉力螺钉固定。髁部重建后，骨折形式便转换为 A2 型或 A3 型，髁上骨折采用间接复位技术复位，DCS 或 LISS 钢板内固定。如果选择髓内固定，股骨髁部首先解剖复位并用拉力螺钉牢固固定，仔细维持复位并确保插钉和锁定时股骨正常的解剖对线。

（6）C3 型骨折：C3 型骨折是所有股

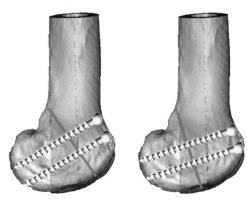

▲ 图 3-15　骨松质螺钉治疗 Hoffa 骨折

骨远端骨折类型中最复杂、最难以处理的骨折，同时伴有髁上骨折和髁间粉碎性骨折。通常需要经更广泛的手术入路，如内外侧双侧入路或胫骨结节截骨入路，以确保充分显露股骨髁。

固定方法：重建关节面的解剖后，用克氏针临时固定，然后使用拉力螺钉固定。应注意螺钉最好避免经关节面打入，如果必须经关节面，可尝试于关节面非负重区打入，螺钉头应埋在软骨下。如果髁间骨折粉碎程度严重，重建时注意不要使髁间距离变狭窄，使股骨与胫骨和髌骨之间的关节不匹配。在这种情况下，通过粉碎性骨折区的螺钉应为全螺纹螺钉而不是拉力螺钉，在骨缺损区植入带有骨皮质骨松质的髂嵴骨块，以增加固定的稳定性，并经髁部使用拉力螺钉，然后 LISS 钢板或 DCS 固定。LISS 钢板或 DCS 的正确植入不仅能够恢复股骨远端的轴向对线,而且因为这类固定的角度固定特性,能提供更好的长期稳定性，而且 LISS 钢板尤其适用于低位髁上骨折、有明显髁间粉碎性骨折或有髁部骨缺损的骨折。

（四）术后处理

1. 及时完善术后医嘱，给予消炎、镇痛等对症治疗。抗生素使用时间和强度需严格遵照一类切口抗生素使用原则。如果手术时间超过 3h 或出血量大于 1500ml，术中可追加使用一代或二代头孢类抗生素。术后使用镇痛药物需注意不要与麻醉科使用的镇痛泵中的药物重复。

2. 定期换药，换药次数根据手术切口渗出多少决定。

3. 如果留置引流管，根据引流量决定何时拔除引流管。

4. 指导患者进行功能锻炼:术后 1 天开始股四头肌收缩、足踝功能锻炼,术后 3～5 天行 CPM 机协助下膝关节被动屈伸功能锻炼等。

5. 及时复查患侧 X 线片，必要时可行 CT 检查。一般股骨远端骨折在 3 个月左右愈合。超过 6～9 个月骨折不愈合为骨折延迟愈合，超过 9 个月骨折线仍清晰属于骨不连，建议到医院继续治疗。建议术后每 1～2 个月定期复查，拍摄 X 线片查看骨折愈合情况，继续指导功能锻炼。

六、胫骨平台骨折

（一）入院评估

1. 专科病史询问:包括外伤性质、时间、机制、部位、出血情况及伤后处理经过。

2. 一般病史询问:虽然患者很少能够讲述损伤的确切机制，但有些患者还是可以准确描述受伤机制的，应注意仔细询问病史，是内翻损伤还是外翻损伤，是屈曲型损伤还是过伸型损伤。损伤是由高能量还是低能量所致，这一点非常重要，因为几乎所有高能量损伤都存在合并损伤。同时患者的全身情况及合并疾病（如糖尿病等）也对治疗方案的制订有很重要的意义。

3. 体格检查：伤后膝关节肿胀疼痛，活动障碍，因系关节内骨折，均有关节内积血。体格检查可发现主动活动受限，被动活动时膝部疼痛，胫骨近端和膝部有压痛。注意检查有无侧副韧带损伤。关节稳定性检查常受到疼痛、肌肉紧张的限制，特别是在双髁粉碎性骨折者。在单髁骨折者，其侧副韧带损伤在对侧，该侧副韧带的压痛点即为其损伤的部位，在断裂者，侧方稳定性试验为阳性。应注意检查软组织情况、筋膜间室张力、末梢动脉和下肢神经功能状态。小腿任何一个间隔的肿胀和肌肉的被动牵拉痛是间隔内压力增高的表现，表明可能存在有骨筋膜间室综合征，必须在早期反复检查足部脉搏，必要时测定筋膜间室压力。若有开放性伤口，应查清其与骨折端和膝关节的关系。特别要强调的是不能忽视血管、神经的检查。

4. 完善骨折分型：主要使用 Schatzker 分型、AO 分型、Hohl-Moore 分型等，但上述几种分型未考虑受伤时膝关节的位置，存在一定的缺陷。近年来提出的三柱分型在一定程度弥补了上述分型的不足（图 3-16），胫骨平台被 OA、OC、OD 三条线分割为三个部分，分别定义为外侧柱、内侧柱及后侧柱，将累及骨皮质破裂定义为柱骨折。每个柱都是三维的结构，由部分关节面及支撑的干骺端骨质组成。这个理念有助于理解骨折的类型、规划手术的入路和放置支持各柱的支撑钢板。

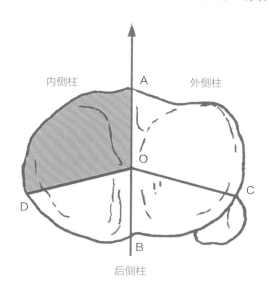

▲ 图 3-16　胫骨平台俯面观

A 点为胫骨结节，O 点为胫骨嵴连线中点，C 点为腓骨头前缘，D 点为胫骨平台后内侧嵴

(1) 零柱骨折：损伤机制为伸膝或屈膝时轻度的内翻或外翻暴力。

(2) 内侧柱骨折：损伤机制为伸膝时内翻暴力。

(3) 外侧柱骨折：损伤机制为伸膝时外翻暴力。

(4) 后侧柱骨折：损伤机制为屈膝时垂直暴力或内、外翻暴力。

(5) 双柱骨折（内侧＋外侧）：损伤机制为伸膝时垂直暴力

(6) 双柱骨折（内侧＋后侧）：损伤机制为屈膝时内翻暴力。

(7) 双柱骨折（外侧＋后侧）：损伤机制为屈膝时外翻暴力。

(8) 三柱骨折：损伤机制较为复杂，可以是伸膝损伤，也可以是屈膝损伤，往往垂直暴力较大，也可伴有内、外翻暴力。

（二）入院处理

1. 完善各项检查，主要包括以下四点。

(1) X 线检查：X 线片是评估骨折类型和严重性的重要方法，包括前后位片、侧位片和内外斜位片。单纯前后位片和侧位片是不够的，内外斜位片常可以提供前后位片遗漏的信息。内侧斜位主要显示外侧平台，而外侧斜位主要显示内侧平台。牵引下的 X 线片是必不可少的，它可以帮助明确牵引的效果和韧带间接复位的可能性，有助于正确设计手术切口的位置和范围。

(2) CT 及 MRI 检查：必要时可行 CT，CT 和三维重建可以描绘出髁部骨折线的位置、范围和骨折的严重程度；能发现在 X 线片上无法显示的骨折，尤其是平台塌陷的部位、程度和范围，对采用微创技术进行间接复位时非常有用，可避免暴露骨折线。MRI 对软组织损伤的评估比 CT 更具优越性，如半月板的破裂和韧带的损伤。有些外伤患者在 X 线和 CT 均无骨折表现，但在 MRI 上可显示有骨的挫伤，可指导治疗方案的制订。

(3) 心电图、胸透、超声检查：需手术治疗的，术前 1 天行双下肢深静脉彩超检查，以排除深静脉血栓可能。

(4) 检验及其他辅助检查：行血常规、尿常规（注意血尿、肌红蛋白尿）、便常规、血生化（高钾血症、酸中毒）、血气分析（脂肪栓塞综合征）、术前免疫、血型、出凝血时间检查。

2. 入院医嘱：及时完善入院常规医嘱，包括护理、饮食等级等。

3. 对症处理，主要包括：①入院后行下肢石膏托固定；②给予镇痛、抗凝等对症治疗。镇痛药物可给予非甾体抗炎药物(如塞来昔布胶囊)、非阿片类中枢性镇痛药(如曲马多缓释片）和阿片类药物（如盐酸哌替啶）。抗凝血药可选择低分子钙素钠、达肝素钠、那曲肝素钙，均为皮下注射，使用剂量需参考患者体重；③其他处理根据患者具体情况而定，如有高血压或糖尿病的患者，应给予对症处理，将血压或血糖控制在合适范围内。

（三）专科治疗

胫骨平台骨折治疗原则是获得一个稳定的、对线和运动良好及无痛的膝关节，而且最大限度地减少创伤后骨关节炎的发生，但由于外伤所致的韧带损伤比例较高及软骨骨折后存在软骨坏死等情况，在一定程度上影响了术后的功能康复，使胫骨平台骨折的治疗仍具有挑战性。理想的膝关节功能取决于关节稳定，对合关系良好，关节面正常，以允许均衡地传导通过膝关节的载荷。关节轴向对线不良或不稳定时，可以加速膝关节退变性过程。进行骨折复位时，先要恢复膝关节的力线，避免出现膝关节的内外翻畸形；同时要尽可能地复位好关节面，尽量达到解剖复位，使关节面平整。

1. 非手术治疗

包括闭合复位、骨牵引或石膏制动。主要适用于低能量损伤所致的外侧平台骨折。相对适应证包括：无移位的或不全的平台骨折；轻度移位的外侧平台稳定骨折（即平台骨折下陷＜2mm，分离、裂开＜5mm）；某些老年骨质疏松患者的不稳定外侧平台骨折；合并严重的内科疾病。

①对无移位或轻度移位、力线正常的胫骨外侧平台骨折患者，采取非手术治疗时首先抽吸关节内血肿，并注入局部麻醉药物，常同时配合静脉给予镇静药，然后对膝关节进行稳定性检查。若检查膝关节稳定，可加压包扎，并且用膝关节铰链支具固定，可进行股四头肌的等长收缩和被动膝关节功能锻炼。如果在治疗过程中出现骨折移位，需手术治疗。在8～12周后，依据骨折愈合情况开始部分负重。②对粉碎性骨折或不稳定骨折可采用骨牵引治疗，在胫骨远端穿针。为使在牵引过程中膝关节有部分功能活动，需将下肢放在Thomas架，牵引重量为4.5～6.8kg。牵引通过韧带的张力对骨折有复位作用，但无法复位关节内的骨折塌陷，因为它们没有软组织附着。牵引治疗的主要作用是恢复下肢的轴线和关节活动，不能接受在冠状面上超过7°的对线异常。牵引治疗易出现内翻及内旋畸形，其原因是患侧髋关节易处于外旋位，而牵引在中立位。牵引时间在6周左右，依据骨愈合情况改为支具固定，并开始主动功能锻炼。对移位的胫骨平台骨折采用牵引治疗，无法恢复关节面的解剖复位。③无移位的胫骨平台骨折可采用石膏固定，固定时间以4～6周为宜。固定超过6周，易出现关节僵硬，使膝关节的功能康复延长。

2. 手术治疗

对于全身情况能耐受手术患者，可选择手术治疗。

(1) 术前必要时复查患者各项指标，如血红蛋白、肝肾功能、血糖、血压等与手术密切相关的指标。

(2) 术前 1 天停常规医嘱，开术前医嘱，及时告知患者及家属手术相关事宜，签署各种手术治疗相关的知情同意书、术前小结等文书。

(3) 术前 30min 使用一代或二代头孢类抗生素预防感染。

(4) 手术方式选择：手术方式取决于患者的全身情况及骨折部位、类型、周围软组织损伤情况。

(5) 各型 Schatzker 骨折的固定方式。

①Ⅰ型骨折：外侧平台的劈裂骨折。使用外侧切口，半月板下显露外侧胫骨平台，先整复骨折远端，再由后向前上推挤整复骨折近端，骨折复位后，用拉力骨松质螺钉固定。对于骨质正常和骨折块较小者，不需额外的支持钢板固定；而对于骨质疏松和骨折块较大者，支持钢板的应用有利于骨折的稳定。

②Ⅱ型骨折：外侧平台的劈裂骨折合并外侧关节面的塌陷骨折。一般使用外侧切口，通过半月板下入路显露外侧平台关节面。先将劈裂骨块向外翻转，显露塌陷骨折片，用骨膜起子抬起塌陷骨折块复位后，如果骨缺损范围大，可自髂部切取植骨块，用植骨块支撑塌陷骨块填充骨缺损区域。关节面复位后，用复位钳夹持不使骨折裂开，克氏针临时固定。如果外髁骨折线超过术野显露范围。为避免过多剥离前间隔肌组织，应首先复位主要的髁骨折块并用复位钳维持，通过半月板下显露关节面，在髁骨折线的基底部开一个直径约 1cm 的骨皮质窗。使用顶棒经骨皮质窗不断向干骺端缺损处和骨片下植骨填充，逐渐将其抬高，复位程度可通过半月板下显露或影像增强仪显示。这种方法最大限度减少了髁骨折处和胫骨近端的骨膜下剥离。用 2～3 枚骨松质螺钉或空心钉在塌陷的软骨下横行植入支撑，Ⅱ型以老年人多见，这些患者可能需要支撑钢板固定。

③Ⅲ型骨折：单纯的外侧平台压缩骨折，为低能量损伤所致，通常发生在老年骨质疏松患者。如果压缩轻微，塌陷 < 2mm，外翻角度 < 5°～8°，关节通常会保持稳定和良好的功能，一般采用非手术治疗。如果关节面塌陷 > 2mm，外翻角度 > 5°～8°，关节通常不稳定，应采取手术治疗。可通过骨皮质开窗、塌陷部位抬高后植骨，移植骨可以用骨松质拉力螺钉固定。对于骨皮质开窗较大或骨质疏松患者，可以用支撑钢板结合螺钉固定，以防其发展为髁劈裂骨折。必要时可以应用关节镜代替关节切开来直视关节面。如果合并其他器官和部位损伤，不适合使用髓内钉治疗的，可选用钢板固定。

④Ⅳ型骨折：胫骨内侧平台骨折，只有无移位骨折才考虑非手术治疗，而且非手术治疗的患者必须严格地不负重至少 3 个月。对于由低能量损伤引起的轻度移位、

非粉碎性骨折，可采用闭合复位、经皮穿刺空心钉内固定。因为移位的骨折块有完整的关节囊附着，外翻应力可使其复位。高能量损伤引起者，骨折移位较大，常为粉碎性，可累及髁间隆起，通常还伴有前交叉韧带撕脱。同时常合并外侧副韧带复合体撕裂或腓骨头骨折，使腓神经或血管受到牵拉损伤。可采用正中切口或辅助后内侧切口，骨膜外显露支撑钢板内固定。髁间棘粉碎性骨折应该修补，如果骨块大小允许，可用小螺钉固定撕脱骨折块。也可在胫骨前侧骨皮质向髁间棘处钻孔，通过钻孔置入缝合线或钢丝固定。

　　⑤Ⅴ型骨折：双髁骨折伴不同程度的关节面塌陷和移位。常见类型是内髁骨折合并外髁劈裂或劈裂塌陷，内髁骨折往往是完整的。手术治疗一般先复位内侧平台，因为内侧平台的骨质较致密，骨折时往往是较完整的骨块，内侧平台的先复位能为外侧平台建立复位的参考和标准。复位后依据内外侧平台的稳定性，在外侧应用支撑钢板，在内侧应用半管型钢板或重建钢板。如果通过闭合复位技术内侧平台可以解剖复位，内侧钢板可以经皮植入。骨折的近端或远端做一个小切口，用骨膜剥离器协助钢板植入。如果软组织条件不允许钢板内固定，可以考虑有限内固定结合环形外固定架固定。随着锁定钢板的出现，从胫骨外侧置入锁定钢板，锁定钢板的角度固定为胫骨内侧平台提供了足够的稳定性。锁定钢板的应用，减少了手术损伤，降低了软组织并发症的发生（图 3-17）。

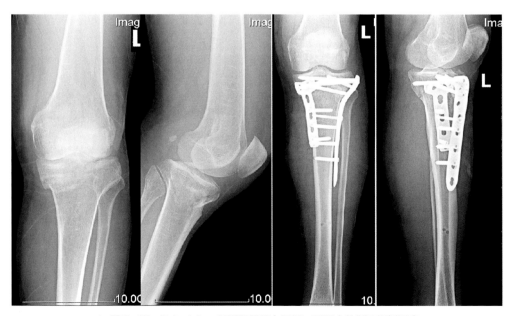

▲ 图 3-17　Schatzker Ⅴ型胫骨平台骨折，采用内外侧双钢板固定

⑥Ⅵ型骨折：双髁骨折合并干骺端骨折，常见于高能量损伤或高处坠落伤，经常伴随严重的软组织损伤和明显的粉碎性骨折。对这类损伤治疗必须制订详细的计划，仔细考虑软组织条件，掌握好手术时机。因为胫骨干骺端内、外侧结构不稳定，要采用双钢板固定对内、外侧结构进行支撑，要注意对粉碎性骨块血供的保护。关节面骨折需切开解剖复位，干骺端骨折如果能间接闭合复位，可采用经皮钢板插入的微创技术。锁定钢板的外侧固定能提供干骺端骨折的稳定。对于软组织条件较差和不能耐受切开复位内固定者，可选用有限内固定结合环形外固定架固定。

(6) 外固定架固定：外固定架固定的主要适应证是 Schatzker Ⅴ 型和Ⅵ型骨折，尤其是干骺部和关节面严重粉碎性骨折患者。对于严重软组织损伤、骨筋膜间室综合征或开放性骨折同样适合。由于有潜在的针道感染可能，相对禁忌证包括免疫缺陷患者、糖尿病患者、精神障碍患者、酒精依赖患者和社会流浪患者。目前胫骨平台骨折外固定架主要有环形和混合型（Hybrid）两种。因为 Hybrid 支架远端采用单边固定，操作方便，较环形外固定架远端穿针造成的神经、血管损伤的并发症少，目前治疗胫骨平台以 Hybrid 支架多见。使用外固定架治疗复杂的胫骨平台骨折，可以较好地维持关节复位及轴向对线，并能早期活动，但其条件必须施以有限的手术，如塌陷骨折开骨窗行植骨垫高；劈裂骨折行空心螺丝钉固定，使关节面平整，才能进一步使用外固定架。另外，外固定架的针必须尽量在关节面下 1.5cm 的关节囊外，以免置针感染进入关节。

（四）术后处理

1. 及时完善术后医嘱，给予消炎、镇痛等对症治疗。抗生素使用时间和强度需严格遵照一类切口抗生素使用原则。如果手术时间超过 3h 或出血量＞ 1500ml，术中可追加使用一代或二代头孢类抗生素。术后使用镇痛药物需注意不要与麻醉科使用的镇痛泵中的药物重复。

2. 定期换药，换药次数根据手术切口渗出多少决定。

3. 如果留置引流管，根据引流量决定何时拔除引流管。

4. 指导患者行功能锻炼：术后 1 天开始股四头肌收缩、足踝功能锻炼，术后 3～5 天行 CPM 机协助下膝关节被动屈伸功能锻炼等。

5. 及时复查患侧 X 线片，必要时可行 CT 检查。一般骨折在 3 个月左右愈合。超过 6～9 个月骨折不愈合为骨折延迟愈合，超过 9 个月骨折线仍清晰属于骨不连，建议到医院继续治疗。建议术后每 1～2 个月定期复查，拍摄 X 线片查看骨折愈合情况，继续指导功能锻炼。

（五）合并膝关节内韧带结构损伤

对合并有膝关节内韧带结构损伤，而引起关节不稳定者，应及早诊断和早期修复。在有两处骨折的情况下，骨折未固定以前，临床上常不易明确诊断，疑有损伤者，如骨干骨折的同时有膝关节肿胀，则必须在骨折固定后，做应力试验检查，有条件的在手术前可做 MRI 检查，供诊断参考。术中显露膝关节的同时，应注意探查前、后交叉韧带的完整性。如果为韧带末端带有骨块的撕脱损伤，应一期进行修复固定；如果为实质部损伤，则一期可不予处理，在术后进行功能锻炼时应给予患者仔细的指导康复，有条件时可使用下肢支具进行辅助治疗。根据患者功能恢复情况考虑是否进行一期的重建手术。也有作者强调在损伤早期应仔细检查膝关节韧带的损伤情况，一期给予修复和重建。但在韧带损伤修复前，应先固定骨折。

第4章　脊柱外科常见疾病规范化诊疗流程

一、胸腰椎骨折

（一）入院评估

1. 专科病史询问：包括外伤性质、时间、受伤机制、受力部位、双下肢运动感觉及二便情况，伤后处理经过。

2. 既往史、过敏史、家族史。

3. 体格检查：接诊医师及时完成全身及专科体格检查，专科查体按照视、触、动、量顺序进行，重点注意胸腰椎、局部皮肤有无破溃，会阴区皮肤感觉，肛门括约肌收缩，双下肢感觉运动等情况。同时注意：①是否存在全身其他器官和部位损伤；②是否存在颅脑、胸腹部、骨盆、四肢损伤；③截瘫患者，不能准确描述双下肢情况，仔细查体、被动活动，避免漏诊；④神经功能评估：采用脊髓损伤神经学分类国际标准进行评分、分级；⑤高处坠落等暴力损伤患者，予一级护理和心电监护，注意观察生命体征变化，暂禁食，排除腹腔脏器闭合性损伤；⑥必要时请相关科室会诊。

（二）入院处理

1. 入院医嘱：常规医嘱，包括护理、饮食等级等。

2. 完善各项检查，主要包括以下三点。

(1) 检验及辅助检查：血常规、尿常规、便常规、生化全套、电解质、血气分析（合并血气胸的患者）、传染病免疫四项、血型、凝血功能、D-二聚体。

(2) 影像学检查：腰椎（胸腰椎、胸椎）正侧位、CT三维重建、MRI平扫等。

(3) 拟行手术患者，术前一天行双下肢深静脉彩超检查，了解有无深静脉血栓形成。

3. 对症处理，主要包括以下四点。

(1) 胸腰背部垫枕（A型、B1型、B2型损伤），观察会阴部皮肤感觉及双下肢感觉运动变化情况。

(2) 大剂量甲泼尼龙冲击治疗，作为治疗选择之一。

(3) 镇痛、抗凝等对症治疗。镇痛药物可给予非甾体抗炎药（如塞来昔布胶囊）、非阿片类中枢性镇痛药（如曲马多缓释片）和阿片类药物（如盐酸哌替啶）。抗凝血药可选择低分子钙素钠、达肝素钠、那曲肝素钙，均为皮下注射，使用剂量需参考患者体重。

(4) 腹胀：禁食、促进胃肠蠕动药物、咀嚼口香糖等。

基础疾病治疗：如有高血压或糖尿病的患者，应给予对症处理，将血压或血糖控制在合适范围内。

4. 根据 X 线、CT、MRI 等完善骨折分型，主要使用 AOSpine 分类系统（图 4-1）、TLICS 评分、载荷分享评估系统（load sharing classification，LSC）评分。

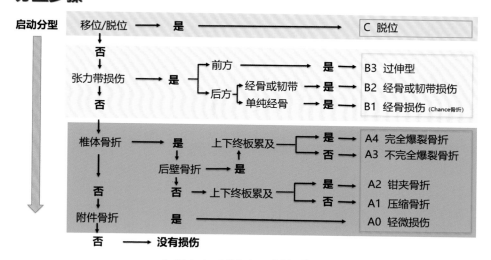

▲ 图 4-1　AOSpine 分类系统

（三）专科治疗

1. 非手术治疗

主要用于 TLICS 评分 ≤ 3 分（AOSpine A0、A1、部分 B1）及不能耐受手术的患者。

(1) 卧硬床休息 8～10 周（腰椎过伸位），8～10 周后在胸腰骶支具保护下坐起或者下地活动。

(2) 有效镇痛下，早期行腰背肌功能锻炼。

(3) 指导行四肢关节功能锻炼，防止肌肉萎缩、深静脉血栓、肺部感染等卧床并发症发生。

(4) 治疗过程，注意神经功能、椎体高度及后凸畸形变化。

2. 手术治疗

主要用于 TLICS 评分 ≥ 5 分（A2、A3、A4、部分 B1、B2、B3、C 型骨折）且能耐受手术的患者。

(1) 术前准备：必要时复查血常规、肝肾功能、电解质、血糖、凝血功能等；术前停常规医嘱，开术前医嘱，及时告知患者及家属手术相关事宜，签署各种手术治疗相关的知情同意书、术前小结等文书；术前 30min 使用一代或二代头孢类抗生素预防感染。

(2) 手术时机：在不完全性脊髓损伤呈进行性加重时，应行急诊手术治疗；在条件允许的情况下，合并脊髓损伤患者最佳手术时机为伤后 24h 内；在条件允许的情况下，无脊髓损伤的胸腰椎骨折患者应尽可能在 72h 内行手术治疗。

(3) 手术入路选择：根据神经功能状态和后方韧带复合体完整程度来选择手术入路，同时使用 Load-Sharing 分型作为手术入路选择的参考：无神经损伤者，无论后方韧带复合体断裂与否建议行后路手术；合并神经损伤者，无后方韧带复合体断裂时可选择前路手术，合并后方韧带复合体断裂时可经后路手术行前方的减压，也可行后前路手术。

(4) 椎管减压选择：对无神经损伤，椎管内存在骨性占位，可不行椎管切开减压（图 4-2）；合并神经损伤者，推荐行椎管切开减压。

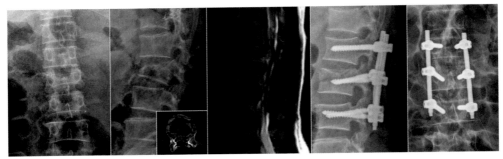

▲ 图 4-2　L₁ 椎体骨折，A3 型骨折，A3N2，TLICS 评分 4 分，LSC 评分 6 分
椎管虽然存在骨性占位，但患者无神经症状，未行椎管切开减压，术后患者神经功能良好

(5) 固定节段选择：多数胸腰段骨折可用短节段固定，对于骨折脱位型，建议进行长节段固定（图 4-3）；对椎弓根结构完整的伤椎，可以选择附加伤椎固定。

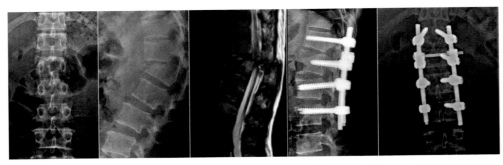

▲ 图 4-3　L₁ 椎体骨折脱位，C1 型骨折，CN3，TLICS 评分 9 分，LSC 评分 5 分，行后路长节段固定

(6) 植骨融合选择：胸腰段爆裂骨折行后路复位椎弓根钉内固定可不进行植骨融合；对于需要通过长节段固定获得稳定的患者，推荐长节段内固定加选择性短节段融合术。

（四）术后处理

1. 及时完善术后医嘱，予预防感染、镇痛等对症治疗。抗生素使用时间和强度需严格遵照一类切口抗生素使用原则。如手术时间超过 3h 或出血量大于 1500ml，术中可追加使用一代或二代头孢类抗生素。术后镇痛药物使用需注意不要与麻醉科使用的镇痛泵中的药物重复。

2. 无神经损伤患者，行尿管夹管训练，及时拔除导尿管；神经损伤患者，当血流动力学稳定、出入量平衡时，可停止留置导尿，开始间歇导尿；间歇导尿后，当残余尿量＜ 100ml 时，进行系统的膀胱训练，若自发性排尿反射出现，可停止间歇导尿。

3. 定期换药，换药次数根据手术切口渗出多少决定。

4. 如留置引流管，根据引流量决定何时拔除引流管。

5. 复查 X 线及 CT，了解骨折复位、减压等情况。

6. 指导患者行功能锻炼：术后 1 天开始行股四头肌收缩、足踝功能、腰背肌功能锻炼；术后 1～3 天在指胸腰骶支具保护下下地活动。

（五）出院标准

1. 患者生命体征平稳，无发热，无腹胀、腹痛等。

2. 腰背部切口干燥，无渗出，无红肿。

（六）出院后随访

1. 随访时间：术后 2 周、6 周、12 周、半年、1 年复诊。

2. 注意观察切口情况，若出现红肿、渗液等，及时复诊。

3. 指导患者行功能锻炼，防止卧床并发症发生。

4. 术后 6～9 个月视骨折愈合情况、手术方式及患者病情，决定是否予取出内固定物。

二、神经根型颈椎病

（一）入院评估

1. 专科病史询问：颈部酸痛持续时间，是否向上肢放射，放射痛 / 麻木分布区域，诱发、加重、缓解因素等，有无肌肉萎缩、力量减弱，大小便情况。

2. 既往史、过敏史、家族史。

3. 体格检查：接诊医师及时完成全身及专科体格检查，专科查体按照视触动量顺序进行，重点注意颈椎生理曲度、双上肢肌力、肌肉萎缩、疼痛 / 麻木分布区域等情况（图 4-4），记录颈痛及上肢痛的 VAS 评分。还有以下特殊查体，即椎间孔挤压试验（Spurling 试验）、臂丛牵拉试验、Hoffman 征。

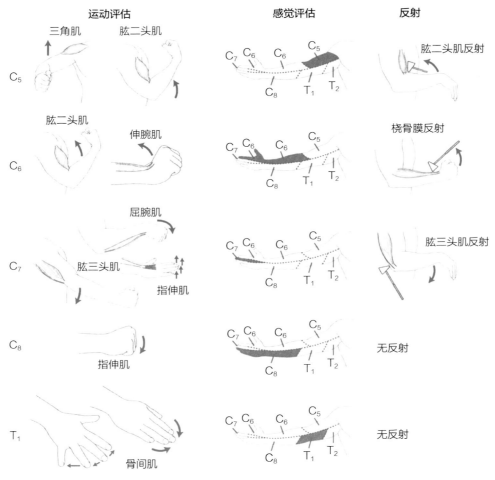

▲ 图 4-4　$C_5 \sim T_1$ 神经根运动感觉评估及反射

（二）入院处理

1. 入院医嘱：常规医嘱，包括护理、饮食等级等。

2. 完善各项检查，主要包括以下六项。

(1) 检验及辅助检查：血常规、尿常规、便常规、生化全套、电解质、传染病免疫四项、血型、凝血功能、D- 二聚体。

（2）影像学检查：颈椎正侧位、左右斜位、过伸过屈位、CT 三维重建、MRI 平扫等。

（3）拟行手术的卧床患者，术前一天行双下肢深静脉彩超检查，了解有无深静脉血栓形成。

（4）根据主诉、临床表现、查体及 X 线、CT、MRI 等，明确责任神经根。

（5）不能明确责任间隙者，可行颈神经阻滞术明确。

（6）鉴别诊断。

①颈肩部肌筋膜炎肩周围炎：为慢性劳损性疾病，与长时间的不良姿势和年龄有关。表现为非特异性的肩臂部疼痛，可通过细致的体格检查、根性的疼痛及感觉异常鉴别。

②胸廓出口综合征：由于颈丛神经根受到颈肋束带、前斜角肌的压迫或锁骨下血管压迫神经根所致，下颈椎处的血管杂音和 X 线显示颈肋有助于诊断本病。

③进行性肌萎缩：具有进行性、对称性、以近端为主的弛缓性瘫痪和肌肉萎缩为特征的下运动神经元疾病，且具一定的遗传性。肌肉萎缩多自手的小肌肉开始，腱反射消失，可伴诱发性背部肌肉震颤表现，但无感觉障碍；胸锁乳突肌肌电图有助诊断。

④尺神经炎：表现为无名指小指麻木和手内在肌萎缩，可有肘部外伤病史；肘部神经沟处压痛，尺管 Tinel 征阳性有时可触摸到索状变性的尺神经且无前臂麻木。

⑤肱骨外上髁炎又称"网球肘"，肘部外上方局部疼痛，用力时加重；多有肘部反复屈伸旋转用力劳损史，骨外上髁处压痛阳性，Miils 征阳性。

⑥腕管综合征：由腕管内容积减少或压力增高使正中神经在管内受压引起；以掌侧 3～4 个手指麻木、疼痛，拇指外展、对掌无力，动作不灵活为主要表现。腕管 Tinel 征阳性，Phalen 征阳性。

⑦心绞痛：可有肩背部剧烈疼痛，常伴心前区疼痛及胸闷气短表现，而心电图有明显改变，服用硝酸甘油类药物可以缓解症状。

（三）专科治疗

1. 非手术治疗

对大多数有症状的神经根型颈椎病患者有良好的疗效。

（1）颈部制动：症状较轻或站立活动时应佩带颈托制动；症状较重或卧位休息时推荐平卧硬板床制动并使用低硬枕，治疗期间应尽可能卧床，并减少坐位时间及屈颈动作时限为 1～3 周。

（2）物理治疗（选择性推荐）：持续枕领带牵引针灸治疗、红外线频谱照射等改善症状。

(3) 药物治疗：有助于急性期减轻神经根型颈椎病引起的症状，建议时限 2 周。主要药物：非甾体类消炎镇痛药（NSAID）、COX-2 制剂、阿片类镇痛药物；神经营养药物；肌肉松弛药；脱水药物；类固醇类药物；活血化瘀类中药。

(4) 心理治疗：对于病程较长者应予以重视必要时予抗抑郁治疗。

2. 手术治疗

(1) 手术指征：颈肩痛明显，疼痛、麻木向一侧或双侧上肢放射持续 8 周以上经保守治疗无效者，或患者明确要求；颈肩痛及上肢的麻木、疼痛反复发作半年以上，严重影响工作、生活，近期加重者；有明显上肢放散痛、麻木，并伴一侧肌肉萎缩及肌力下降，影像学检查显示病变节段颈椎间盘突出或椎体后缘、钩椎关节骨赘形成压迫神经根或硬膜囊者，或病变节段明显椎间不稳定者。

(2) 手术禁忌证：有严重内科疾病者；年老体弱不能耐受手术者；有精神疾病或更年期神经官能症者；有严重四肢广泛的肌肉萎缩及脊髓功能障碍者。

3. 术前准备

(1) 必要时复查血常规、肝肾功能、电解质、血糖、凝血功能等，特别是血气分析。

(2) 术前停常规医嘱，开术前医嘱，及时告知患者及家属手术相关事宜，签署各种手术治疗相关的知情同意书，完善术前讨论、术前小结等文书。

(3) 术前 30min 使用一代或二代头孢类抗生素预防感染。

4. 手术方式选择

(1) ACDF：颈椎前路椎间盘切除融合术（anterior cervical discectomy and fusion，ACDF）是治疗颈椎病最常用的术式。在全身麻醉下取颈前横切口或纵切口，3～6cm。切开皮肤、浅筋膜及颈阔肌，钝性分离肌间隙，将食管气管内脏鞘拉向中线，同时将颈总动脉鞘拉向外侧，显露椎前筋膜及目标椎间盘。直视下或显微镜下切除椎间盘及增生骨赘，对脊髓和神经根进行彻底减压。椎间隙内放置椎间融合器（填充同种异体骨、骨材料或自体髂骨）。最后钢板螺钉固定（图 4-5）。

(2) 其他，如 ACCF、颈椎后路 Key-Hole 技术（开放或者微创）。

（四）术后处理

1. 及时完善术后医嘱，予预防感染、镇痛等对症治疗。抗生素使用时间和强度需严格遵照一类切口抗生素使用原则。

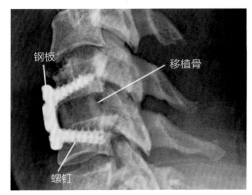

▲ 图 4-5　颈椎前路椎间盘切除融合术治疗神经根型颈椎病

如手术时间超过 3h 或出血量大于 1500ml，术中可追加使用一代或二代头孢类抗生素。术后镇痛药物使用需注意不要与麻醉科使用的镇痛泵中的药物重复。

2. 注意观察切口肿胀，防止因血肿导致窒息；注意观察四肢肌力及感觉变化，防止血肿压迫导致脊髓损伤。

3. 半流质饮食，观察喝水有无呛咳，有呛咳者小口喝水，防止出现误吸；声音有无嘶哑。

4. 定期换药，换药次数根据手术切口渗出多少决定。

5. 根据引流量决定何时拔除引流管。

6. 复查 X 线、CT 及 MRI 平扫，了解减压窗及神经根情况。

7. 指导患者行功能锻炼：术后 1 天开始行四肢各关节功能锻炼，咀嚼口香糖，促进胃肠蠕动；术后第 1 天在颈托支具保护下下地活动（图 4-6）。

（五）出院标准

1. 患者生命征平稳，无发热，无咳嗽、咳痰等。

2. 颈部切口干燥，无渗出，无红肿。

（六）出院后随访

1. 随访时间：术后 2 周、6 周、12 周，半年，1 年复诊。

2. 注意观察切口情况，若出现红肿、渗液等，及时复诊。

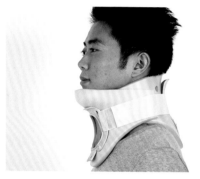

▲ 图 4-6 颈托支具保护神经根型颈椎病患者术后活动

3. 术后 3 个月，若植骨愈合，可去除颈托固定。

4. 继续营养神经治疗。

5. 指导患者行功能锻炼，防止邻近节段退变。

三、脊柱内镜治疗椎间盘突出症

（一）入院评估

1. 专科病史询问：腰腿痛部位、时间、性质、大小便情况、会阴部感觉及治疗经过。

2. 一般病史询问：与病例相关的其他病史，如是否有基础疾病等。

3. 体格检查：全身和专科体格检查，接诊医师及时完成体格检查，重点注意腰部的压痛、叩击痛部位，会阴部的皮肤感觉、反射，下肢的感觉、肌力、反射（图 4-7）。专科体格检查有股神经牵拉试验、直腿抬高试验（图 4-8）、加强试验及对侧试验。

进行 ODI 评分、VAS 评分（图 4-9）。

神经定位体征

椎间隙	L₃~₄	L₄~₅	L₅~S₁
压迫神经根	L₄	L₅	S₁
感觉	膝前、小腿内侧	小腿外侧、足背	足外侧、小腿外后
肌力	胫前肌	伸趾肌伸踇肌	小腿三头肌
反射	膝反射减弱	无异常	踝反射减弱

▲ 图 4-7　腰椎间盘突出症常见的定位体征

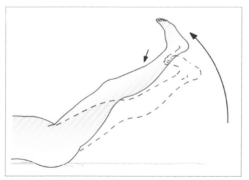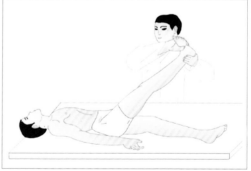

▲ 图 4-8　直腿抬高试验检查示意

（二）入院处理

1. 完善各项检查，主要包括以下两点。

(1) 影像学检查：心电图、胸部 X 线片、腰椎正侧位片、腰椎动力位片、腰椎 CT、腰椎 MRI、双下肢动脉彩超（适用于皮肤温度低、足背动脉弱、有吸烟史、50

岁以上的患者）。

（2）检验及辅助检查：行血常规、尿常规、便常规、血生化检查、术前免疫、血型、出凝血时间检查。

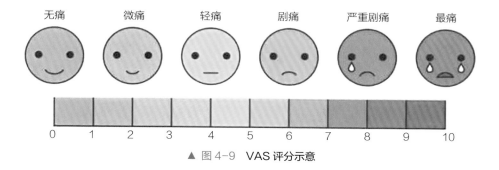

| 无痛 | 微痛 | 轻痛 | 剧痛 | 严重剧痛 | 最痛 |

▲ 图 4-9　VAS 评分示意

2. 一般处理：及时完善入院常规医嘱，包括护理等级等。

3. 对症处理，主要包括镇痛治疗：塞来昔布胶囊、甘露醇＋地塞米松注射液（糖尿病患者禁用）。

4. 鉴别诊断：一般根据症状、体征、影像学可明确诊断，不能明确时需行封闭试验。

5. 术前进行必要训练：如体位训练。

6. 术前注意事项：血压控制，低于 160/100mmHg；血糖控制，低于 11.2μmmol/L；脑血管疾病控制 2 周以上；停用阿司匹林、华法林 5 天（改用低分子肝素）。完善手术知情同意书，术前开好术中的用药，术前一天停常规医嘱，术前一天开手术医嘱。

（三）专科治疗

1. 非手术治疗，适应证为症状轻、病程短的患者。

2. 融合手术治疗，适应证为以腰痛主诉为主、椎体滑移大于 3mm、椎体 Cobb 成角差值＞ 12°的患者。

3. 内镜手术治疗，适应证为保守治疗无效、根性症状为主、腰痛为椎间盘突出引起而不是不稳引起的患者。

（四）内镜治疗

1. 手术目的：椎间盘髓核摘除、椎间盘内炎性介质清除、纤维环修复与成形、椎管狭窄减压。

2. 麻醉方式：可选择局麻、持续硬膜外麻醉、全麻，以局麻为主。疼痛剧烈不能满足手术体位要求的采用持续硬膜外麻醉或全麻。

3. 体位：根据术者习惯可采用俯卧位或侧卧位。

4. 手术步骤：以俯卧位为例：在 C 臂透视下定位，确定好穿刺点及穿刺路径后用 0.67% 利多卡因局部逐层麻醉。穿刺成功后，在椎管内硬膜上注射 6～8ml 0.67% 利多卡因，用导丝通过穿刺针插入到硬膜外间隙，以导丝为中心做一长约 0.7cm 切口，逐级插入扩张管。使用 C 臂透视进一步确定位置，必要时使用可视化环锯行椎间孔成形，更换 7.5mm 的保护套管，放入椎间孔镜，将突出及松动椎间盘摘除干净，探查松解神经根。

5. 减压标准：取出髓核体积符合术前预期，症状缓解，直腿抬高试验改善，显露神经根，神经根可随水压改变移动，行直腿抬高试验时神经根可上下移动（图 4-10）。

（五）术后处理

1. 及时完善术后医嘱，给予塞来昔布胶囊、甘露醇＋地塞米松注射液（糖尿病患者禁用）等镇痛治疗。

2. 定期换药，换药次数根据手术切口渗出多少决定。

3. 如留置引流管，根据引流量决定何时拔除引流管。

4. 评分：再次进行 ODI、VAS 评分，与术前评分对比，评估手术疗效。

5. 指导患者行功能锻炼：进食时间，术后；直腿抬高锻炼，术后 6h；下床时间，术后 24h；腰围佩戴时间，术后 1 个月；腰背肌功能锻炼，术后 6 周；体力活、体育锻炼时间，术后 3 个月，改变不良姿势。

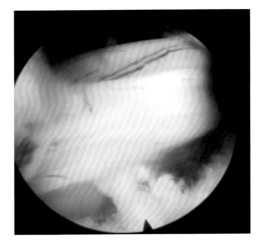

▲ 图 4-10　减压后可见神经根压迫已解除

6. 复查：必要时术后 3 个月行腰椎 MRI 检查。

（六）马尾神经综合征

如果患者出现会阴部麻木，大小便功能障碍，诊断为马尾神经综合征，应尽最短时间完善术前准备，以最快速度行手术抢救神经功能。

第5章 关节外科常见疾病规范化诊疗流程

一、髋关节骨关节炎关节置换

（一）入院评估

1. 专科病史询问：髋关节疼痛时间多长，疼痛的性质，疼痛与行走是否有关节，疼痛的缓解方式，是否伴有发热病史，既往就医情况（检查、检验及治疗情况，尤其是接受局部封闭、针灸处理等，如果行封闭等处理需要3个月后才能手术），询问是否有脊柱疾病、膝关节疾病等病史。

2. 一般病史询问：与病例内容相关的病史，例如：询问内科病史（高血压、心脏病）及服药情况（降血压药物及抗凝药等，例如口服利血平、阿司匹林等需要停药1周才能手术）。

3. 体格检查：髋关节专科查体：视：步态分析，患髋肿胀及颜色情况，皮肤情况（瘢痕、窦道），畸形（屈曲、内收、短缩等）；触：压痛（记录痛点位置，疼痛程度），皮温情况（是否升高）；动：检查患髋屈曲、后伸、外展、内收、内外旋转等活动情况；量：双下肢等长情况，臀中肌张力及肌力，测量髋关节屈曲、后伸、外展、内收、内外旋转等活动情况，尤其是屈曲，外展及内外旋。

4. 髋关节功能评分：Harris 髋关节功能评分标准。

（二）入院处理

1. 宣教

(1) 疾病介绍：由门诊医生或是病房护士向患者讲解需要行关节置换的疾病的种类，疾病的发展及转归，告知目前疾病的状况及手术的必要性。

(2) 手术介绍：根据疾病，需要合适的手术方式，通过图片，视频讲解手术过程，注意事项。

(3) 指导康复练习项目：术前通过视频示范，教会患者预备康复的练习，包括屈髋、伸髋、展髋及直腿抬高练习等。

2. 常规检查单

(1) 术前开具胸部X线片、双髋正位片（或是骨盆正位片）、患髋正侧位片（图5-1），患侧股骨正侧位片、双髋CT平扫、心电图、双下肢静脉彩超、心脏彩超（＞60岁，或是平时有心血管疾病者）。慢性阻塞性肺疾病（chronic obstructive pulmonary disease，COPD）患者加肺功能测定。

(2) 对于存在双下肢不等长或髋关节强直患者：增加脊柱全长片，脊柱左右侧弯片，双下肢全长片，需要行计算机辅助设计者，按计算机辅助设计技术要求执行 SCT 平扫的范围及每层的厚度要求。

(3) 对于股骨近端或髋臼有畸形患者：增加髋部三维 CT 检查。

3. 检验

血常规，尿、便常规，肝肾功能；凝血五项，血型，术前免疫；CRP，血沉，电解质，COPD 患者加血气分析。行关节置换的术前血液指标要求：血红蛋白在 110g/L 及以上，白蛋白 35g 及以上，血糖空腹在 8mmol/L 以下，餐后血糖 10mmol/L 以下，CRP 在正常值 3 倍以内。

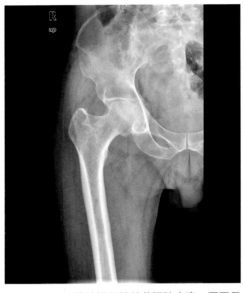

▲ 图 5-1　X 线片提示髋关节间隙变窄，周围骨质硬化，软骨下部分囊性变

（三）术前准备

1. 术前提前开具术中使用药物医嘱：抗生素（预防用量：头孢呋辛注射液 1.5g+0.9% 氯化钠注射液 100ml，带入手术室），氨甲环酸（氨甲环酸注射液 1g+0.9% 氯化钠注射液 100ml，有心肌梗死、脑梗死病史不使用）。

2. 一般初次置换不备血，不导尿，不备皮。

3. 申请填写规范手术名称：人工全髋关节置换术（非骨水泥型，骨水泥型）；人工双极股骨头置换术（非骨水泥型，骨水泥型）。

4. 术者根据病情，准备术中假体及手术器械。

5. 完善医疗文书：手术知情同意书（备选方案），术中高值耗材使用告知书等医患告知签字；打印片（骨盆片、髋关节正侧位片）：提前测量股骨颈干角，髓腔大小，股骨及髋臼偏距，标出拟装髋臼及股骨假体的大小，位置等。

6. 饮食问题：根据患者第二天手术时间，告知其进食情况：术前 8h 可以正常饮食，术前 6h 可以碳水化合物饮食；术前 2h 可以清饮料（250ml 之内）。

7. 嘱患者术前洗澡，尤其患侧术区周围肥皂水清洗干净。

（四）手术日处理

1. 嘱患者入手术室先排便排尿，更换干净病号服；术髋做好术前手术标识〔部位及左右术侧应该鲜明体现（图5-2）]。

2. 麻醉：腰硬联合麻醉或全身麻醉（麻醉医生决定），麻醉医生根据具体情况选择合适神经阻滞。

3. 体位：侧卧位［标准固定牢靠于侧位，身体垂直手术床板（白玉床），便于术中假体安装角度的判断］，会阴部保护膜封闭保护。

4. 消毒：2% 碘酊消毒术区 3 遍，待干燥 3min 后，75% 酒精脱碘 2 遍。

5. 术前药物使用。

(1) 抗生素：切皮前 30min 抗生素使用完毕，头孢呋辛注射液 1.5g+0.9% 氯化钠注射液 100ml。

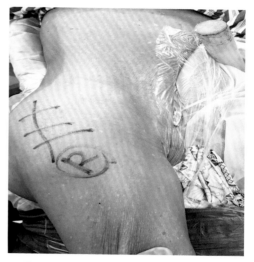

▲ 图 5-2　术前患肢手术标识及采取的手术体位（侧卧位）

(2) 抗纤溶止血药：切皮前 10～15min 使用完毕，氨甲环酸注射液 1g+0.9% 氯化钠注射液 100ml。

6. 手套：所有上台人员双层手套。

7. 所用上台医护人员髋关节帽，护目镜。

8. 术前提前对好灯光，规范手术铺单。

9. 切皮的三方确定核查制度后切皮。

10. 手术台上碗，尽量先不放置盐水。

11. 引流管：可放置，一般术后 24h 内拔出。

12. 切口关闭：严密缝合筋膜层，皮肤尽量皮内缝合，或是皮钉缝合。

（五）术后工作

1. 术毕回病房处理。

(1) 心电监护，吸氧。

(2) 预防性使用抗生素：头孢呋辛注射液 0.75g+0.9% 氯化钠注射液 100ml，静脉点滴 2 次。

(3) 抗凝血药使用：术后 6～8h，低分子肝素钠 0.4ml，皮下注射至出院当日，其间要根据患者出血情况决定是否停药或是改剂量。

(4) 镇痛：即刻开具帕瑞昔布注射液 40mg+0.9% 氯化钠注射液 100ml 静脉滴注，术后第 1 天，改口服塞来昔布胶囊 0.2g，口服，2 次 / 日至出院。

(5) 伤口及患肢处理：腹带加压 12h，配合局部冰敷至出院，下肢防旋鞋，梯形枕使用，尤其是翻身时，教会梯形枕使用。

(6) 患肢功能练习：术后麻醉消退后，即可行踝泵练习。

(7) 饮食：麻醉消退后，尽早恢复正常饮食。

(8) 术后检验检查：肝功能、肾功能、血常规、电解质、CRP、血沉、降钙素原等，双髋正位片或是骨盆正位片，患髋正侧位片检查单；对术前存在不等长患者拍摄双下肢全长片。

2. 术后第 1 天。

(1) 停心电监护及吸氧，伤口换药，拔出引流管；复查术后片，根据抽血结果，做好纠正贫血［血红蛋白 12g 或以上不处理，血红蛋白 9～12g，可以使用促红细胞生成素（EPO）＋铁剂，7～9g 根据情况是否输血，但是使用 EPO＋铁剂，＜ 7g 输血＋使用 EPO＋铁剂］，纠正低蛋白（小于 30g，输入血白蛋白）。

(2) 指导功能练习。

①踝泵练习：最大角度的屈伸踝关节，维持 5s，放松 5s，每小时 10～20 次；屈髋锻炼：膝关节屈曲，足跟尽量靠近大腿，最大程度的屈髋，使大腿尽量与腹壁相贴，再逐渐伸直为一组，每小时 10～20 组。

②髋外展锻炼：平卧，在屈髋 90° 位，下肢整体尽量外展，维持 5s，再缓慢回到中立位，再逐渐伸直为一组，每小时 10～20 组。

③伸膝直腿抬高练习：下肢处于髋关节中立位时，保持膝关节伸直及踝关节背伸情况下直腿抬高，至少超过 45°，维持 5s，放松 5s，每小时 10～20 次（图 5-3）。

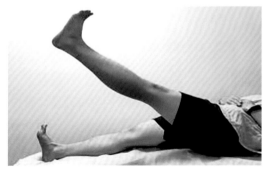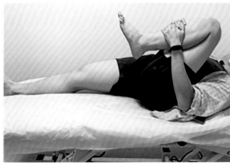

图 5-3　术后指导患者行直腿抬高及屈髋功能练习

(3) 下地活动：拔出引流管后，可以在助行器辅助下、医护或是家属陪同下开始下地。

3. 术后第 2 天至出院日：抗凝同前，镇痛同前；功能练习同前。

4. 出院前 1 天，再次复查肝肾功能、血常规、电解质、CRP、血沉。

（六）出院标准

1. 患者精神及饮食恢复正常，无低蛋白血症。

2. 白细胞总数及分类正常；血沉、CRP 等炎症指标呈下降趋势。

3. 切口干燥，无渗液及渗血。

4. 关节活动度：屈髋＞ 100°，外展＜ 40°。

5. 肌力：Ⅳ级及以上。

6. 患者掌握关节活动康复方法。

7. 主刀医师查房后同意出院。

（七）出院随访

1. 出院当天，出院第 3、7、10 天，由经本组主治医生行电话随访。

2. 门诊：术后 4 周、3 个月、6 个月、12 个月各随访 1 次，满 1 年后，每年 1 次门诊随访。

3. 随访内容。

（1）评估康复效果：疼痛、肌力及关节活动度。指导康复及生活。

（2）影像学评估：假体位置，有无松动、骨溶解、偏心等。

二、膝关节骨关节炎关节置换

（一）入院评估

1. 专科病史询问

膝关节疼痛位置及时间，疼痛的性质，疼痛与行走是否有关节，疼痛的缓解方式，是否伴有发热，既往就医情况（检查、检验及治疗情况，尤其是接受局部封闭、针灸处理等，如果行封闭等处理需要 3 个月后才能手术），询问是否有脊柱疾病、髋关节疾病等病史。

2. 一般病史询问

与病例内容相关的病史，例如询问内科病史（高血压、心脏病）及服药情况（降血压药物及抗凝血药等，例如口服利血平、阿司匹林等需要停药 1 周才能手术）。

3. 体格检查

膝关节专科查体：视——步态分析，患膝肿胀及颜色情况，皮肤情况（瘢痕、窦道），畸形（屈曲、内外翻、过伸等）；触——压痛（记录痛点位置，疼痛程度），皮温情况

（是否升高）；动——检查患膝屈曲、伸直、内外翻等活动情况；量——双下肢等长情况，患肢股四头肌肌张力及肌力，测量膝关节屈曲、伸直、内外翻应力下等活动情况，尤其是屈曲、伸直活动。

4. 膝关节功能评分

HSS 膝关节功能评分标准。

（二）入院处理

1. 宣教

(1) 疾病介绍：由门诊医生或是病房护士向患者讲解需要行关节置换的疾病的种类，疾病的发展及转归，告知目前疾病的状况及手术的必要性。

(2) 手术介绍：根据疾病，需要合适的手术方式，通过图片、视频讲解手术过程，注意事项（图 5-4）。

(3) 指导康复练习项目：术前通过视频示范，教会患者预备康复的练习，包括踝泵练习，屈膝、伸膝、直腿抬高练习等。

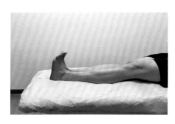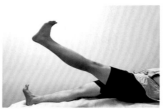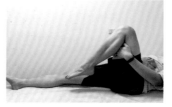

▲ 图 5-4　术前教会患者踝泵及直腿抬高、屈膝功能等练习

2. 常规检查单

(1) 术前开具胸部 X 线片、患侧膝负重位正侧位片（图 5-5）、双下肢全长正侧位片（注意髋、踝关节是否病变）、患膝应力位片及髌骨轴位片；心电图；双下肢静脉彩超心脏彩超（> 60 岁，或是平时有心血管疾病者）；COPD 患者加肺功能测定。

(2) 若合并膝骨缺损行三维 CT 重建，拟单髁置换者行 Rosenberg 位片。

(3) 需要行计算机辅助设计者，按计算机辅助设计技术要求执行 SCT 平扫的范围及每层的厚度要求。

(4) 发现髋、踝关节病变时加做髋踝的正侧位 X 线片检查。

3. 检验

血常规，尿、便常规，肝肾功能；凝血五项，血型，术前免疫；CRP，血沉，电解质，COPD 患者加血气分析。术前血液指标要求：血红蛋白在 110g/L 及以上，白蛋白 35g

及以上，血糖空腹在 8mmol/L 以下，餐后血糖 10mmol/l 以下，CRP 在 3 倍以内。

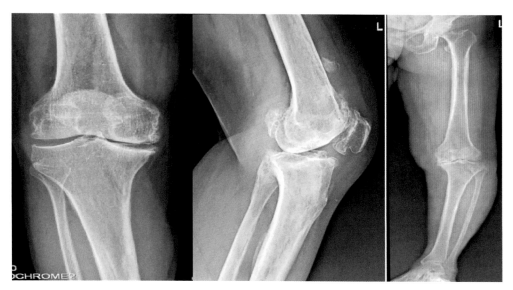

▲ 图 5-5　术前膝关节 X 线片提示关节间隙变窄，周围骨质增生、硬化，下肢力线内翻

（三）术前准备

1. 术前提前开具术中使用药物医嘱：抗生素（预防用量：头孢呋辛注射液 1.5g+0.9% 氯化钠注射液 100ml，带入手术室），氨甲环酸（氨甲环酸注射液 1g+0.9% 氯化钠注射液 100ml，患肢无止血带者在使用切皮前 15min 前使用，有止血带者在术中装假体时使用）。

2. 一般初次置换不备血，不导尿，不备皮。

3. 申请填写规范手术名称：左 / 右人工全膝关节置换术；左 / 右人工内 / 外侧膝关节单髁置换术。

4. 完善医疗文书：手术知情同意书（备选方案），术中高值耗材使用告知书等医患告知签字；打印片（膝关节正侧位片）：测量股骨外翻角，胫骨后倾角，标出拟装胫骨平台及股骨髁假体的大小，位置等。

5. 饮食问题：根据患者第 2 天手术时间，告知其进食情况：术前 8h 可以正常饮食，术前 6h 可以碳水化合物饮食；术前 2h 可以清饮料（250ml 之内）。

6. 嘱患者术前洗澡，尤其患侧术区周围肥皂水清洗干净。

（四）手术日处理

1. 病房内排便排尿，更换病号服；术膝做好术前标识（图 5-6）。

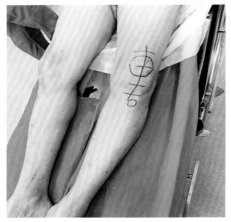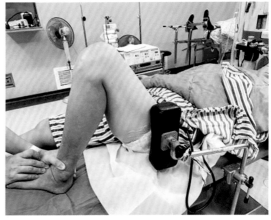

▲ 图 5-6　术前患肢手术部分标识及术中体位（平卧位）

2. 麻醉：术前常规股神经或是收肌管神经阻滞；选择腰硬联合麻醉或全身麻醉（麻醉医生决定）。

3. 体位：平卧位（患侧屈膝 90° 时，于足部放置沙袋以及大腿根部外侧放置侧卧位挡板）；术侧患肢大腿根部上止血带，备用。

4. 消毒：2% 碘酊消毒术区 3 遍，待干燥 3min 后，75% 酒精脱碘 2 遍。

5. 术前药物使用。

(1) 抗生素：切皮前 30min 抗生素使用完毕，头孢呋辛注射液 1.5g+0.9% 氯化钠注射液 100ml。

(2) 抗纤溶止血药：没使用止血带者：切皮前 10～15min 使用完毕，氨甲环酸注射液 1g+0.9% 氯化钠注射液 100ml；使用止血带者：在装假体时开始使用氨甲环酸。

6. 手套：所有上台人员双层手套。

7. 所用上台医护人员膝关节帽，护目镜。

8. 术前提前对好灯光，规范手术铺单。

9. 切皮的三方确定核查制度后切皮。

10. 洗手护士碗里尽量不放置太多盐水（或是加碘伏）。

11. 引流管：可放置，一般术后 24h 内拔出。

12. 切口关闭：严密缝合筋膜层，皮肤尽量皮内缝合，或是皮钉缝合。

（五）术后工作

1. 术毕回病房处理。

(1) 心电监护，给氧。

(2) 预防性使用抗生素：头孢呋辛注射液 0.75g+0.9% 氯化钠注射液 100ml，静脉点滴 2 次。

(3) 抗凝血药使用：术后 6～8h，低分子肝素钠 0.4ml，皮下注射至出院当日，其间要根据患者出血情况决定是否停药或是改剂量。

(4) 镇痛：即刻开具帕瑞昔布注射液 40mg+0.9% 氯化钠注射液 100ml 静脉滴注，术后第 1 天，改口服塞来昔布胶囊 0.2g，口服，每日 2 次至出院。

(5) 伤口及患肢处理：配合局部冰敷至出院。

(6) 患肢功能练习：术后麻醉消退后，即可行踝泵练习。

(7) 饮食：麻醉消退后，尽早恢复正常饮食。

(8) 术后检验检查：肝肾功能、血常规、电解质、CRP、血沉、降钙素原等，双膝正位片和患肢下肢全长片。

2. 术后第 1 天。

(1) 停心电监护及吸氧，伤口换药，拔出引流管，复查术后片，根据抽血结果，做好纠正贫血（血红蛋白 12g 或以上不处理，血红蛋白 9～12g，可以使用 EPO+ 铁剂，7～9g 根据情况是否输血，但是使用 EPO+ 铁剂，小于 7g 输血＋使用 EPO+ 铁剂），纠正低蛋白（< 30g，输入血白蛋白）。

(2) 功能练习。

①踝泵练习：麻醉清醒后，尽早练习。最大角度的屈伸踝关节，维持 5s，放松 5s，每小时 10～20 次。

②伸膝直腿抬高练习：下肢处于髋关节中立位时，保持膝关节伸直及踝关节背伸情况下直腿抬高，至少超过 45°，维持 5s，放松 5s，每小时 10～20 次。

(3) 屈曲膝关节锻炼。

①仰卧位屈膝锻炼：平躺，双手十指交叉抱在大腿中 1/3 处,最大程度的屈髋屈膝，达到最大忍耐后维持 5s，再缓慢伸直，休息 5s 为一组，每小时 10～20 组。

②坐位屈膝锻炼：坐位，保持身体中立位，小腿后侧离开床缘一拳头，跖屈踝关节并绷紧，最大程度的屈膝，达到最大忍耐后维持 5s，再缓慢伸直，休息 5s 为一组，每小时 10～20 组。

3. 下地活动:拔出引流管后，可以在助行器辅助下、医护或是家属陪同下开始下地。

4. 术后第 2 天至出院日：抗凝同前，镇痛同前；功能练习同前。

5. 出院前 1 天：再次复查肝肾功能、血常规、电解质、CRP、血沉。

（六）出院标准

1. 患者精神及饮食恢复正常，无低蛋白血症。

2. 白细胞总数及分类正常；血沉，CRP 等炎症指标呈下降趋势。

3. 切口干燥，无渗液及渗血。

4. 膝关节活动度：屈膝＞ 100°，膝关节伸直 0°～5°。

5. 肌力：Ⅳ级及以上。

6. 患者掌握关节活动康复方法。

7. 主刀医师同意出院。

（七）出院随访

1. 出院当天，出院第 3、7、10 天，由经本组主治医生行电话随访。

2. 门诊：术后 3 周、3 个月、6 个月、12 个月各随访 1 次，满 1 年后，每年 1 次门诊随访。

3. 随访内容。

(1) 评估康复效果：疼痛，肌力及关节活动度；指导康复及生活。

(2) 影像学评估：假体位置，有无松动、骨溶解、移位等。

三、股骨头坏死保髋治疗

（一）入院评估

1. 专科病史询问：包括疼痛的性质、时间、部位及行走距离、有无跛行等。

2. 一般病史询问：与病例内容相关的病史，尤其是有无酗酒史、髋部外伤手术史、激素使用史、潜水史、血液系统病史。

3. 体格检查：接诊医师及时完成全身及专科体格检查，专科重点注意检查压痛部位，髋关节外展、内收、前屈、后伸、90º 曲髋内外旋、0º 伸髋内外旋的活动度（双侧对比），"4" 字试验、盂唇挤压试验。

4. 完善股骨头坏死分期和分型：分期主要使用 ARCO 分期、Ficat 分期、中国分期和 Steinberg 分期，分型主要使用日本骨坏死研究会（Japan Research Institute，JIC）分型和中日友好医院（China-Japan Friendship Hospital，CJFH）分型。

（二）入院处理

1. 完善各项检查，主要包括以下项目。

(1) X 线检查：骨盆前后位 X 线片、骨盆蛙式位 X 线片（图 5-7），以确诊股骨头坏死部位、范围、前外侧柱情况以及对病变进行分期和分型。

(2) CT 检查：可以评估关节面是否塌陷及塌陷程度，显示坏死区骨质有无硬化、囊性变等，为选择治疗方法及判断预后提供参考。

坏死塌陷的股骨头

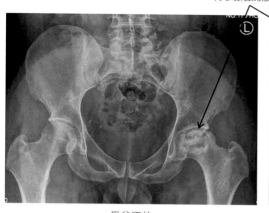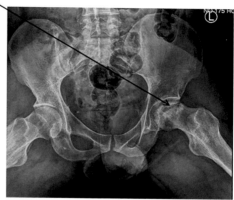

骨盆正位　　　　　　　　　　　　　　　骨盆蛙式位

▲ 图 5-7　股骨头坏死的 X 线片检查

（3）放射性核素断层扫描（emission computed tomography，ECT）：在诊断早期股骨头坏死灵敏度高，但特异性不如 MRI，在创伤性股骨头坏死股骨头内有内植物时相比 MRI 有优势。

（4）MRI：仍然是目前诊断股骨头坏死的金标准。MRI 对早期股骨头坏死有很高的特异度（96%～99%）和灵敏度（99%）。其特征性图像为：T_2WI 双线征，T_1WI 带状低信号包绕脂肪（中、高信号）或坏死骨（中信号）带。

（5）介入检查：通过介入超选旋股内侧动脉、旋股外侧动脉、闭孔动脉这三条股骨头主要供血血管，股骨头内造影，评估头内血供情况，与 MRI 相结合，判断病灶的位置、范围，为手术提供参考。

（6）心电图及胸部 X 线片。需手术治疗的，术前一天行双下肢深静脉彩超检查，以排除深静脉血栓可能。

（7）检验及辅助检查：行血常规、尿常规、便常规、血生化检查、血气分析、术前免疫、血型、出凝血时间检查。

2. 入院医嘱：及时完善入院常规医嘱，包括护理、饮食等级等。

3. 对症处理：根据患者具体情况而定，如有高血压或糖尿病的患者，应给予对症处理，将血压或血糖控制在合适范围内。

4. 术前护理。

（1）指导患者练习床上排便排尿：手术后，患者往往不能即刻下床活动，易发生尿潴留或便秘。因此，患者手术前 3 天应练习床上排便、排尿的动作。

（2）指导患者练习深呼吸、咳嗽：深呼吸有助于肺泡扩张，促进气体交换，预防肺部并发症。指导患者进行有效深呼吸、咳嗽及咳痰的正确方法。

(3) 指导患者术前功能锻炼：功能锻炼可促进肿胀消退，防止关节僵直及肌肉萎缩。比如拄双拐练习以及臀中肌力量练习。

（三）专科治疗

股骨头坏死的治疗需考虑以下条件：患者的年龄、关节活动度、疼痛时间以及坏死的分期和分型。

1. 非手术治疗

(1) 保护性负重：对于仅有 MRI 诊断、病灶面积不大（＜15%）、无骨髓水肿、X 片 CT 正常、无疼痛的患者，可予以保护性负重，但是需要患者的密切配合以及严格的随访。虽然保护性负重不能完全治愈股骨头坏死，但配合其他方法作为一种辅助手段也是可以考虑的。

(2) 药物治疗：药物治疗可独立应用于股骨头坏死的治疗，也可以在保髋手术围术期合并使用。常使用抑制破骨细胞功能和促进成骨细胞功能的药物，如磷酸盐类药物以及抗凝、降脂、扩张血管、促进纤溶等药物。

(3) 中医药治疗：中医药治疗强调早期诊断、病证结合、早期治疗。对高危人群及早期股骨头缺血坏死（osteonecrosis of the femoral head，ONFH）患者，建议给予活血化瘀、补肾健骨等中药治疗，具有促进坏死修复、预防塌陷的作用；配合保髋手术使用，可提高保髋手术效果。

(4) 物理治疗：包括冲击波、电磁场、高压氧等。冲击波作用于髋关节周围可促进细胞因子释放、干细胞激活和血管生成。对于早期股骨头坏死患者，可缓解疼痛症状，增加髋关节活动范围，减轻骨髓水肿及缩小坏死面积。高压氧可增加组织内氧分压和氧含量，促进成骨修复与新生血管形成偶联，改善股骨头局部代谢，可作为辅助治疗手段。

2. 手术治疗

股骨头坏死在早期具有隐匿性，而在出现症状后进展迅速，大部分到医院就诊的患者往往错过了保守治疗的时机，需要手术治疗。手术方式分为保留患者自身髋关节的保髋手术治疗和人工髋关节置换手术两类，这里主要阐述保髋的手术治疗。

(1) 术前必要时复查患者各项指标，如血红蛋白、肝肾功能、血糖、血压等与手术密切相关的指标。

(2) 术前一天停常规医嘱，开术前医嘱，及时告知患者及家属手术相关事宜，签署各种手术治疗相关的知情同意书、术前小结等文书。

(3) 术前 30min 使用一代或二代头孢类抗生素预防感染。

(4) 手术方式选择：手术方式取决于患者的全身情况及股骨头坏死的部位、分型、分期。

(5) 保髋术式。

①髓芯减压术：常联合浓集自体骨髓单核细胞或干细胞移植，能降低骨内压，促进局部新生血管形成，改善病灶区域血供，但其适应证要求较为严格，适用于 ARCO 分期 Ⅰ 期和部分 Ⅱ 期，CJFH 分型 L1、C 型的患者。

②带血管蒂骨移植术：带血管蒂骨移植术常应用自体腓骨，依托充分的血液供应，能有效增强病灶区域骨修复能力，同时增加坏死区域结构性支撑，但该术式手术时间长，需要显微外科协作，同时还存在供体部位并发症的风险，在国内开展较少。

③截骨术：截骨术的目的是改善髋关节的力学环境，减少坏死股骨头的应力负荷，增加头臼匹配度，包括经股骨转子间旋转截骨、经外科脱位入路股骨颈基底旋转截骨术、内翻截骨、外翻截骨、髋臼旋转截骨术等，但存在学习曲线长、对术者技术要求高、远期人工关节置换难度大等问题。

④经外科脱位入路病灶清除髂骨段支撑打压植骨术：该术式适用于 ARCO 分期 Ⅲ 期和绝大部分 Ⅱ 期患者，手术技术要求相对较低，学习曲线较短，脱位的股骨头可以直视下彻底清除病灶，自体髂骨区和大粗隆部位松质骨打压植骨可以有效填充病灶清除后的空洞，自体髂骨段可以提供有效的结构支撑，达到生物学和生物力学的双重稳定性（图 5-8）。

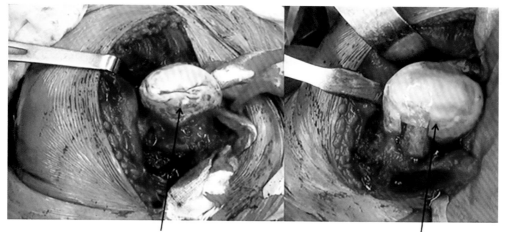

手术开始看到的塌陷的股骨头　　　　手术后股骨头恢复饱满外观

▲ 图 5-8　经外科脱位入路病灶清除髂骨段支撑打压植骨术治疗股骨头坏死

（四）术后处理

1. 及时完善术后医嘱，给予消炎、镇痛等对症治疗。抗生素使用时间和强度需严格遵照一类切口抗生素使用原则。术后镇痛药物使用需注意不要与麻醉科使用的镇痛泵中的药物重复。

2. 定期换药，换药次数根据手术切口渗出多少决定。

3. 如留置引流管，根据引流量决定何时拔除引流管。

4. 指导患者行功能锻炼。

(1) 术后 1～10 天：卧床稳定。

卧床，踝泵练习、股四头肌功能练习、被动屈髋 0～40°、半卧 0～40°、双上肢功能锻炼；避免手术侧髋关节主动运动；预防心肺、泌尿、胃肠并发症，保持生命体征平稳，度过术后早期风险。

(2) 术后 10 天～3 周：下地（出院）。

继续踝泵练习、股四头肌功能练习、被动屈髋 0～40°、被动内收外展髋关节 -15°～30°、被动内旋外旋髋关节 -15°～15°、可以屈髋 60° 坐于床旁；可挂双拐下地、患肢不负重活动；站立位主动向前抬腿 30°、后伸 10°；主动伸膝屈膝锻炼；避免主动外展。

(3) 术后 3 周至 6 周：关节活动度（6 周复查）。

每天增加下地活动次数和锻炼程度；如果关节很僵硬或关节活动度很差，建议在医院或康复中心康复一周；继续挂双拐下地、患肢不负重活动；站立位主动向前抬腿 30°、后伸 10°，逐渐增加髋关节屈曲活动度至 90°、屈髋 90° 端坐；被动锻炼伸髋 -15°～90°、内收外展 -15°～30°、内旋外旋 -15°～30°。

(4) 6 周后开始臀中肌、臀大肌练习。

俯卧位勾腿练习：俯卧，缓慢屈曲一侧小腿（膝关节弯曲 45° 以内，髋关节不动），保持 5s 然后落下，双侧交替进行，10～15 个 / 组，2～4 组 / 次，组间休息 1min，2 次 / 日。当能够轻松完成以上数量后，可以在脚踝处稍加重量。

直抬腿：仰卧，向上勾脚尖，膝关节绷直，缓慢向上抬腿至 30°～45° 处保持 8～10s，双腿交替进行，10～15 个 / 组，组间休息 30s，3～4 组连续，2 次 / 日。当能够轻松完成以上数量后，可以在踝关节处稍加重量（沙袋重量从 1 斤开始，逐渐增至 3 斤）。

侧抬腿：侧卧，腿伸直缓慢向后上方抬起，再缓慢落下，15～20 个 / 组，2～3 组 / 日。

5. 术后随访：术后第 6 周复查 X 线片（骨盆前后位及蛙位），术后第 12 周、6 个月、

9个月、12个月复查 X 线片（骨盆前后位及蛙位）和骨盆三维 CT，观察植入骨愈合情况。

四、膝关节骨关节炎保膝治疗

（一）入院评估

1. 专科病史询问

包括疼痛的性质、时间、部位及行走距离、有无静息痛、有无夜间痛、有无晨僵、久坐后站立是否需要辅助支撑、有无其他关节疼痛等。

2. 一般病史询问

与病例内容相关的病史，尤其是有无痛风史、关节腔有无注射药物或抽取积液史等。

3. 体格检查

接诊医师及时完成全身及专科体格检查，专科重点注意检查压痛部位，膝关节屈伸活动度，局部有无红肿，皮温情况，髌骨研磨试验、前后抽屉试验、侧方应力试验。

4. 完善膝关节骨关节炎（osteoarthritis，OA）分级

分级主要使用 Kellgren-Lawrence（K-L）分级（图 5-9）。

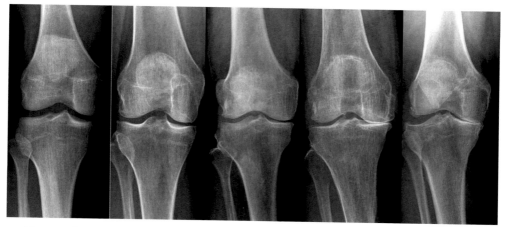

▲ 图 5-9 膝关节骨关节炎 K-L 分级，从左到右分别是正常膝关节，K-L 分级 Ⅰ 级、Ⅱ 级、Ⅲ 级和Ⅳ级

（二）入院处理

完善各项检查，主要包括以下几点。

1. 影像学检查

（1）X 线检查：负重位下肢全长正侧位片，可以判断下肢力线，测量相关角度，

观察下肢有无矢状面和冠状面畸形；负重位膝关节正侧位片，可以观察软骨磨损情况及髌股关节情况，前后交叉韧带磨损情况双膝关节应力位片，可以观察内外侧软骨磨损情况及侧副韧带磨损情况。

(2) 髌骨轴位片：可以观察内外侧髌股关节骨关节炎严重程度，有无半脱位，有无沟槽征。

(3) MRI：可以更好地观察膝关节内软骨磨损情况、韧带及半月板退变情况，有无骨髓水肿。有无骨坏死等。

(4) 心电图及胸部 X 线片：需手术治疗的，术前一天行双下肢深静脉彩超检查，以排除深静脉血栓可能。

(5) 检验及辅助检查：行血常规、尿常规、便常规、血生化检查、术前免疫、血型、出凝血时间检查。

2. 入院医嘱

及时完善入院常规医嘱，包括护理、饮食等级等。

3. 对症处理

根据患者具体情况而定，如有高血压或糖尿病的患者，应给予对症处理，将血压或血糖控制在合适范围内。

4. 术前护理

(1) 指导患者练习床上排便排尿：手术后，患者往往不能即刻下床活动，易发生尿潴留或便秘。因此，患者手术前 3 天应练习床上排便、排尿的动作。

(2) 指导患者练习深呼吸、咳嗽：深呼吸有助于肺泡扩张，促进气体交换，预防肺部并发症。

(3) 指导患者进行有效深呼吸、咳嗽及咳痰的正确方法。

(4) 指导患者术前功能锻炼：功能锻炼可促进肿胀消退，防止关节僵直及肌肉萎缩。比如拄双拐练习以及股四头肌力量练习。

（三）专科治疗

1. 治疗目标

缓解疼痛，延缓疾病进展，矫正畸形，改善或恢复关节功能，提高患者生活质量。

2. 治疗原则

依据患者年龄、性别、体重、自身危险因素、病变部位及 K-L 分级情况等选择阶梯化及个体化治疗。本节主要阐述膝关节骨性关节的保膝治疗。

3. 早期 OA（K-L 分级 Ⅰ 级及年龄较轻）

(1) 患者教育：根据每日活动情况，建议患者改变不良的生活及工作习惯，避免长时间跑、跳、蹲，同时减少或避免爬楼梯、爬山等。人们不同的姿势膝盖的负重是自身体重的不同倍数，负重、蹲跪的动作是膝关节的大敌，要预防膝盖痛，要先解除身上的重量，避免膝关节大幅度的屈曲。

(2) 正确锻炼：如坐姿抬腿、踮脚站立、平躺蹬踩等。

(3) 控制体重：减轻体重不但可以改善关节功能，而且可减轻关节疼痛。

(4) 物理治疗：主要是通过促进局部血液循环、减轻炎症反应，进而减轻关节疼痛、提高患者满意度。常用方法包括：水疗、冷疗、热疗、经皮神经电刺激、按摩、针灸等。不同治疗方法适用人群不同。

(5) 行动辅助：通过减少受累关节负重来减轻疼痛和提高患者满意度，但不同患者的临床收益存在一定差异。患者必要时应选择合适的行动辅助器械，如手杖、拐杖、助行器、关节支具等。

(6) 早中期 OA（K-L 分级 Ⅰ～Ⅱ）：如果通过膝关节疼痛持续超过 3 个月，或持续行走不能超过 800m，可能就需要来医院就诊，咨询专业的医生，进行规范化的阶梯治疗。对于早期骨关节炎，可以进行关节腔注射富血小板血浆，采用的是自体全血经离心后得到的含有高浓度血小板的血浆，含有大量的在骨与软组织愈合中有决定作用的生长因子与细胞因子（图 5-10）。

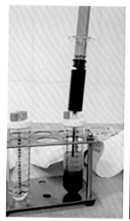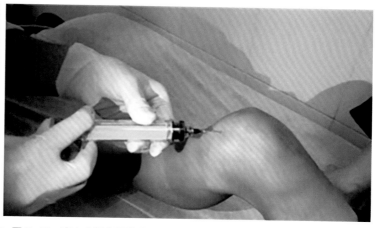

▲ 图 5-10　富血小板血浆治疗早中期膝关节骨关节炎

(7) 中期 OA（K-L 分级 Ⅰ～Ⅲ级，关节外畸形明显，活动要求高）：我们可以采用微创截骨手术，矫正力线，保留膝关节，不用进行人工关节置换手术的同时，改善症状。其机制在于，通过胫骨近端、股骨远端截骨，把力线从发生炎症和磨损的膝关节患侧筋膜间室，转移到相对正常的对侧筋膜间室，从而达到缓解关节炎症状并延长膝关节的寿命的目的。

判断畸形来源，选择术式：在负重位下肢全长正位片上，判断内翻、外翻膝，测量关节线汇聚角（joint line convergence angle，JLCA）、胫骨近端内侧角（medial proximal tibial angle，MPTA）、股骨远端外侧角（lateral distal femoral angle，LDFA）（图 5-11），对于 JLCA > 1° 的关节外畸形，其中 MPTA < 83° 的内翻膝，采用胫骨内侧高位截骨术（high tibial osteotomy，HTO）治疗，LDFA < 82° 的外翻膝，采用股骨远端内侧截骨术治疗（distal femur osteotomy，DFO）（图 5-12）。

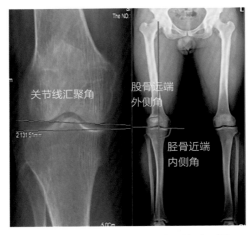

▲ 图 5-11　判断畸形来源的相关角度测量

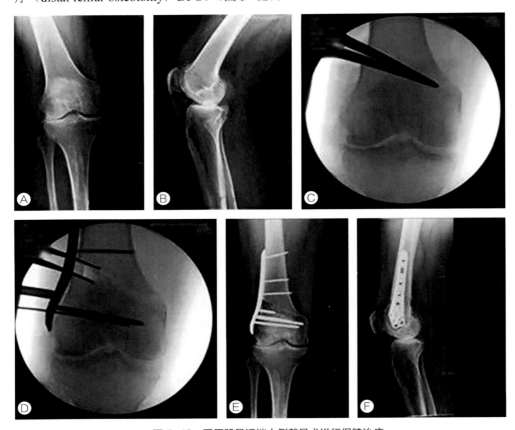

▲ 图 5-12　采用股骨远端内侧截骨术进行保膝治疗

运用 Miniaci 法制订手术方案：设定目标力线，确定股骨侧或胫骨侧合页点，测量截骨角度，通过 Hernigou 法换算，测出术中需撑开或截骨的距离。

（四）术后处理

1. 及时完善术后医嘱，给予消炎、镇痛等对症治疗。抗生素使用时间和强度需严格遵照一类切口抗生素使用原则。术后镇痛药物使用需注意不要与麻醉科使用的镇痛泵中的药物重复。

2. 定期换药，换药次数根据手术切口渗出多少决定。

3. 如留置引流管，根据引流量决定何时拔除引流管。

4. 指导患者行功能锻炼。

（五）康复和随访

1. 注意事项

(1) 功能练习中存在的疼痛，是不可避免的。如疼痛在练习停止 0.5h 内可消退至原水平，则不会对组织造成损伤，应予以耐受。

(2) 早期关节活动度练习，每日只需进行 1～2 次，避免反复屈伸引起肿胀和过度疼痛。

(3) 除患肢外，其余身体部位应尽可能多地活动，以提高整体循环代谢水平，促进手术局部的恢复。

(4) 术后肿胀控制后可负重不超过 1/3 体重，4 周后逐渐增加至体重的 1/2，8 周后逐渐增加至体重的 2/3，经复查方可决定能否弃拐完全负重。利用体重秤测量患肢负重的量，测量方法：找一与体重秤等高的平台，健腿站在平台上，负全重；患腿站在体重秤上，缓慢把身体重心移向患侧，当体重秤读数为自身体重的 1/3 时，记住这一感觉，在行走中以此为标准。

(5) 双拐的使用：用"3 只脚～1 只脚"的方法行走。下地时健腿负担全部体重，双拐与患腿同时向前迈，体重放在双拐上，患腿足尖点地，然后再向前迈健腿。

2. 肌力练习

(1) 肌力练习需根据自己的具体情况调整练习数量，因人而异，量力而行，循序渐进，贵在坚持！

(2) 勾脚 - 绷脚：用力、缓慢、全范围屈伸踝关节，在勾脚和绷脚的极限位置保持 3s。30 个 / 组，8～10 组 / 日。此练习能够有效预防下肢深静脉血栓的形成。

(3) 股四头肌等长收缩：大腿肌肉用力绷紧，保持 5s 然后放松。在不增加疼痛的前提下尽可能多做。建议大于 500 个 / 日。

(4) 直抬腿：仰卧，向上勾住脚尖，膝关节绷直，缓慢向上抬腿至 30°～45° 处保持 10s，10 个 / 组，组间休息 30s，4 组连续，3 次 / 日。可双腿交替进行。

(5) 床旁抗重力伸膝：坐在床旁，双小腿自然下垂，缓慢伸直一侧膝关节，保持 5s，缓慢、有控制地落下，双腿交替进行。5～10 个 / 组，组间休息 30s，2～4 组连续，2 次 / 日。

3. 关节活动度练习

关节活动度练习后即刻给予冰敷 15～20min。若平时感到关节肿、痛、发热明显，可多次冰敷。

(1) 坐位垂腿：坐在床旁，双小腿自然下垂，双脚交替做向上勾脚尖的动作。5 分 / 次，2 次 / 日。

(2) 主动屈膝练习：练完"坐位垂腿"后，回到床上，仰卧位，足跟不离开床面，主动、缓慢屈髋屈膝。到微痛角度保持住，待疼痛缓解后进一步屈曲，直至最大限度，保持 10s 后缓慢伸直。4～6 个 / 组，2 组 / 日。

(3) 膝关节被动伸直：仰卧或坐位，踝关节下垫高，使患腿抬离床面，肌肉放松自然伸直，放置 15 分 / 次，2 次 / 天（早 / 晚）。必要时在膝关节上方放一重物，或由他人辅助向下压腿。注意与屈曲练习时间间隔开。

4. 复查

术后第 6 周、第 12 周、6 个月、9 个月、12 个月复查膝关节 X 线片，观察截骨愈合情况。

第6章 显微外科常见疾病规范化诊疗流程

一、显微外科基本操作

显微外科以显微解剖学等理论为指导，借助手术显微镜放大和精细的显微器械下的操作，使宏观外科手术提高到微观的精细程度，使许多在肉眼下无法完成的手术得以实施，目前已被广泛应用于外科的各个领域。虽然显微外科技术是在外科技术基础上发展起来的，但又有其特点。因此，作为一名显微外科医生，必须熟悉所用器械的性能和使用方法，掌握一定的操作要领，并下一番功夫，才能熟练掌握这门技术。

（一）显微外科常用仪器、手术器械和材料

1. 手术显微镜

随着科技的进步，手术放大装置也得到进一步改善，但对显微镜总的要求是：光亮度好，视野大，清晰度强，操作距离适中，可在术中任意调节倍率和焦距。手术显微镜的变倍要求为放大 6～40 倍，工作距离为 20～40cm。

手术显微镜由光学系统、照明系统、支架以及各种附加设备所组成。按照能同时参加手术人数的多少，而有单人双目式、双人双目和三人双目等几种。固定手术显微镜的支架类型较多，但其调整焦距的方式主要有两种，即用手调焦和用足控开关调焦。后者不必术者用手或通过别人即能任意调焦，较前者更为方便。在较高级的手术显微镜上，尚可安装摄影、电影、电视等附加设备。

2. 显微手术器械

由于操作的精细，对器械也提出了更高的要求：精细、轻巧、使用方便、去磁、不反光。常用器械如下。

(1) 显微镊：头部有弯、直两种，柄呈扁形或圆柱状，后者更易操作。要求为头尖而不锐，边缘无棱角，尖端紧密接触面须 5～10mm，非使用状态下两镊尖距为 8mm 左右，手持镊子准备操作时镊尖距为 4mm 左右，长度为 15cm 左右为宜。

(2) 显微剪：柄呈圆柱形，带有弹簧，开合方便。头部尖锐，有弯、直两种，长度一般为 12～16cm。

(3) 持针器：头部呈尖圆锥形，咬合面不带刻纹，有直、弯两种，后者弯头角度在 30° 左右，操作较方便。柄呈半圆柱形，弹簧启闭，开合方便。长度以 14～16cm 为宜。

(4) 显微血管夹：要求既能阻断血流，又不损伤血管内膜。种类多，可根据血管的口径大小选用。直径大于 2mm 以上的血管，使用夹口合拢力为 50g 左右血管夹，1mm 左右的血管用 30g 左右，而 0.5mm 以下的血管，用 8～12g 的合拢力为宜。

(5) 平针头：各种规格的平针头（4～8 号），是血管吻合的必备工具。通过向血管腔注入各种解痉抗血栓的液体可大大提高血管吻合的通畅率。因为针头要伸入管腔，所以，针头要求平整光滑，以免伸入管腔后损伤血管内皮细胞。

3. 显微外科的缝合针线

采用针线连体形式，针的截面有圆形、三角形等多种形状。线以单丝尼龙线较为理想。

针线的选用应以无损伤为原则。7～8/0 缝合线主要用于缝合 2～3mm 以上的血管；9/0 缝合线用于 1mm 的血管；10～11/0 的缝合线用于 0.5mm 左右的血管；11～12/0 缝合线用于缝 0.3～0.2 mm 的微细血管。

（二）显微外科技术操作要求

1. 正确使用显微外科仪器和手术器械

(1) 正确使用显微镜。

①术前调整。

- 调节瞳距：将两个目镜向内或向外移动，直至两个视野重叠为一个为止。
- 调节两个目距水平：先用一只眼看镜，将另一只眼闭合，升降显微镜至视野最清楚为止，用手调动目镜的高低螺旋，进一步调节视野清晰度，依法调节另一目镜至最清晰程度，再用双眼看镜时就能又清楚又立体感了。双人双目显微镜两人必须调整到同一视点上，同时看清楚才能操作。一般术者先调整清楚后助手再调整。

②术中调节：根据需要调整焦距，根据手术精度调整放大倍数。当放大率较小时，视野、景深较大，而放大率提高，则视野、景深均变小，使用时较不方便。在实际手术中，依次从低倍到高倍选用，看清细节以后就不用再选用更高的放大率。一般缝合直径为 2mm 的血管，放大 4～6 倍；1mm 左右的血管放大 6～8 倍；0.5mm 左右的血管放大 10 倍左右，而缝合 0.3mm 以下微小血管时，就需要 15～20 倍，甚至 30 倍。

(2) 显微外科手术器械：其共同特点是小巧，精细，易损坏，价格较贵。因此，要求显微外科医生，除了术前，术后应精心准备、保存外，术中也要注意，应将显微手术器械放在专盘中，不与普通器械放在一起；避免用器械的尖端戳碰手术台面；不用显微器械夹持或剪切较大的组织或普通缝合线等。

2. 掌握稳、准、轻、巧的操作要点

显微外科手术非常精细，不但其操作对象均较细小薄弱，而且显微镜下的视野只有 2～3cm，因此，显微手术操作必须稳、减、轻、巧。因此，术者的前臂和双手必须稳妥地放置在手术台上坐凳要稳，姿势要自然，精神放松。操作时以手为主，手腕以上基本不动，通过手指的伸屈，旋转等动作，灵巧地完成动作，如果术者双眼离开视野，必须停止手中操作，防止操作误伤重要组织。

3. 培养顽强的毅力和持久的耐力

显微外科手术的特点是手术时间长，强迫姿势，精力高度集中，操作需要精细准确，加上视野狭小，光线暗淡等，容易造成疲劳、烦恼，影响手术。因此，显微外科医生需要培养自己坚韧不拔的毅力和持久的耐力。

（三）显微外科缝合技术

显微外科血管缝合术的一般原则及注意事项如下所示。

(1) 血管显露要清楚：为便于镜下操作，显微血管在吻合前必须充分显露。为此，应沿血管走行方向适当解剖 1～2cm，对影响镜下视野的软组织予以缝合固定，彻底止血，避免在"血泊"中吻合血管。用浅蓝色和浅黄色硅橡胶薄膜片或纱布放在血管下面作衬垫，以增加对比，有利于缝合。经常用肝素盐水（500ml 生理盐水含肝素 12 500U）滴注，保持血管湿润清洁。

(2) 血管吻合应在正常部位：在血管的损伤段进行吻合极易形成血栓，因此，对血管断端必须进行清创。如果血管周围有出血、血肿，血管壁呈粗糙暗红色，血管失去正常的弹性，变得弯曲，或管腔内有絮状漂浮物，有冲洗不掉的附壁血栓，内膜与管壁分离等，都说明血管壁有损伤，应彻底清创。

(3) 相缝合的血管口径应一致，当相吻合的血管口径差小于其直径的 1/4 时，可用显微血管镊将较小口径的血管轻轻扩张后再行吻合，口径差超过其直径的 1/3 时，应将较小口径端剪成斜面或鱼口状，以增大口径。

(4) 血管的张力应适当：血管切断后会向两侧自然回缩，造成断端间的相对缺损，此时将其吻合则张力适中，但在临床手术中，在切除了损伤的血管后，常造成实际缺损，如果缺损较小，可游离断端后缝合，如果实际缺损超过 2cm，应行血管移植来修复。

(5) 适当的外膜处理：断端的外膜往往影响血管的吻合，因而适当修剪外膜是必要的。用镊子轻轻夹住外膜拉出断端，在血管断端平面剪除外膜 2～3cm，让其自然回缩，血管断端就能清楚地显露出来，血管吻合完毕后，将血管外膜向吻合口牵拉，盖住吻合口，可起到减少吻合口漏血及改善吻合口血供、减少炎症反应及瘢痕形成的作用。

(6) 针距边距均匀、针数适宜：血管缝合时，各针间的距离（针距），进针点与血管边缘（边距）应均匀，血管缝合的针数应适当。经过动物实验和临床应用，我们发现，采用针距与边距相等的缝合方法，与传统的缝合方法相比，能明显地减少缝合针数，缩短时间，提高通畅率。按此方法，外径 0.5～1.5mm 的血管只要缝 4 针，而外径 1.6～3.0mm 的血管则只要 8 针就行。

(7) 进针和打结要准确适当：持针器夹住缝合针的前中 1/3 交接部，针尖与血管壁最好垂直刺入，顺针的弧度轻轻拔出。打结时松紧合适，以两断端对齐，外边轻微外翻，内膜对合整齐为宜。太紧则吻合口皱缩使血管壁血供障碍，影响愈合；太松则易漏血及血栓形成。

(8) 吻合口通畅与否的判断——勒血通畅试验：在吻合口远端，用两把显微镊子轻轻夹闭血管。将远端的镊子沿血管向远端滑移以驱空一段血管内的血液。继续闭合远端镊子，松开近端镊子，如果吻合口通畅，则该段血管迅速被血液充盈，反之则仍然干瘪。

(9) 血管应保持湿润：整个手术过程中应经常用肝素盐水滴注血管，保持湿润。

(10) 显微外科血管的缝合方法：临床上血管吻合的方法很多，但以手缝合法最常用。根据吻合口的形态可分：端端吻合法，端侧吻合法，盘侧吻合法，侧侧吻合法，套叠吻合法等。临床上以端端吻合法，端侧吻合法为主。

①端端吻合法：以大鼠股动脉为例。

分离大鼠股动脉，游离需缝合的段，必要时结扎分支。

在血管近远端以同方向、同平面分别放置一压强合适的血管夹，两者相距 1cm。血管夹与血管纵轴垂直，血管放在血管夹的中远部分，以便于翻转。目前在断肢（指）再植中，近端主张应用止血带而不用血管夹，组织移植时，血管夹超过 30min，应更换位置。

在两个血管夹之间剪断血管，适当处理外膜，动脉外膜处理见前，外径 1mm 左右的静脉不主张剥离外膜，只要修剪断管壁使其平整，外膜不会进入管腔即可。

如果断端血管痉挛，可用显微镊子予以轻轻扩张，然后用平针头向管腔内注射肝素盐水以冲出其中的血液或血凝块。缝合血管方法如下。

- 血管的定点与针序：以二定点缝合较常用，一般都采取第 1 针缝合助手侧血管壁，第 2 针缝合术者侧血管壁，或第 1 针缝合上壁，第 2 针缝合下壁。完成二定点缝合后，以此作为牵引线，根据所需缝合的针数，在二定点线间前、后壁各加缝 2 针；需缝 8 针时，前、后壁各加 3 针，针序是二定点线中间缝 1 针，再在中点与两边定点间各缝 1 针。

- 边距、针距与针数：见前述。一般大鼠股动脉外径约为 1mm 左右，缝合 4 针即可。
- 进针与出针：进针时针尖与管壁垂直。缝合位于持针器同侧的血管端时，术者可用镊子伸入管腔作阻挡，而缝合另一侧的血管断端时，术者或助手可用镊子在针旁管壁轻轻阻挡加压以利出针，应顺着针的弧度拔针。
- 打结：打结时，术者将缝合线轻轻提起，在助手用镊子轻轻将血管断端予以对合，使内膜外翻时拉紧缝合线，打结不能过松或过紧，以血管壁正好碰到为宜。一般需打 3 个结。
- 在完成了前面的 3 针缝合后，将血管翻转 180° 缝合第 4 针前，可用肝素盐水冲洗吻合口，一方面可使吻合口显露更清楚，另一方面可冲出管腔内的异物等。为了防止缝针带住对侧管壁，在缝合第 3、4 针时，可用镊子伸入管腔，在直视下进、出针。如果镊子无法伸入，可将刺穿了两层血管壁的缝针轻轻向上提起，如果吻合口前后壁紧贴在一起，说明进针时对侧管壁缝住，需要重缝；反之，则没有。检查血管吻合质量：吻合口是否出血、漏血，如有喷射状出血或快速滴血表示针距过大或对合欠佳，需补针。若只漏血，盐水纱布轻压即可。
- 用勒血试验检验吻合口是否通畅。

②端侧吻合法：端侧吻合即将一血管的断端与另一血管的侧壁进行吻合。常用在两血管口径相差 1～3 倍或以上，或需保持一根血管连续性时。

- 血管壁开口：开口部位应距血管结扎线 2cm 以上，以防结扎外血管腔内形成的血栓影响缝合通畅。在选定开口处，血管外膜做适当的修剪，用小圆针刺预剪除部分的血管壁，挑起后用弯剪剪除，血管侧壁即形成椭圆形口，此口应等于或稍大于与其相吻合的断端口径，以免吻合口狭窄。
- 端侧吻合口的斜形角度以 30°～60° 为宜，细的血管应剪成相应的斜度。
- 缝合方法：血管较粗时，选用褥式外翻法，先缝合二定点线，然后在二定点线间作连续缝合，直至缝合完血管全周边，这种方法能使管壁外翻，不易缝至对侧管壁。对较细血管，采用间断缝合，针序同端端缝合法。

二、肢体离断

（一）明确诊断

1. 完全性断肢（指）

外伤致肢（指）离断，没有任何组织相连或虽有受伤失活组织相连，清创时必须切除。

2. 不完全性断肢（指）

凡伤肢（指）断面有主要血管断裂合并骨折脱位，伤肢断面相连的软组织少于断面总量的1/4，伤指断面相连皮肤不超过周径的1/8，不吻合血管，伤肢（指）远端将发生坏死。

（二）再植条件评估（适应证及禁忌证）

1. 患者全身情况良好

如创伤性失血性休克经过抗休克，全身情况改善后，再慎重进行再植手术；如有重要脏器损伤（如胸腹伤、颅脑、脊髓损伤等）需放弃再植，以抢救生命为主。

2. 肢体条件（受伤性质与肢体保存情况）

(1) 切割伤（断面整齐，易成活）。

(2) 撕脱性损伤（需切除足够的损伤组织及血管，肢体缩短较多或移植血管也才能成活）。

(3) 广泛碾压伤、爆炸伤（完整性破坏，难以再植）。

(4) 挤压伤（肢体外形完成，但远端存在青紫瘀斑，血管床已广泛破坏，也不适合再植）。

(5) 热压伤（视肢体的损伤程度而定，组织破坏严重，不建议再植）。

3. 断肢保存情况

肢体直接浸于冰水、高渗、低渗或消毒液等，造成血管内膜的严重损伤或组织的广泛破坏，不适合再植。

4. 再植时限

肢体离断到再植后可能存活的最长缺血时间原则上越早越好，一般以6~8h为限。断离平面高，肌肉丰富，缺血缺氧耐受差，再植时限短；腕踝关节以远离断，肌肉少，肢体早期冷藏可适当延长断指再植可延长至24h内。

5. 离断平面

断离平面高，术后对全身情况的影响越大；平面越低，成功率越高，功能也较好。

6. 年龄

小儿修复及适应能力较强，争取再植；青中年，为主要劳动力，设法再植；老年，多伴有基础性疾病，酌情再植。

7. 再植禁忌证

(1) 存在危及生命创伤或严重多发伤。

(2) 断肢条件差，粉碎多发骨折，保存不当等，污染重，超再植时限。

（3）全身慢性疾病（无法戒烟，存在长期口服抗凝药，存在严重心血管、慢性阻塞性肺疾病、糖尿病等疾病，存在熊猫血等）。

（4）主要神经撕脱无法修复如臂丛神经高位撕脱等，预后功能差。

（5）存在严重精神疾病及身体疾病。

（三）入院评估

1. 第一时间到急诊科查看患者。

2. 判断全身情况：意识、生命体征。

3. 专科病史询问：包括受伤时间，伤情性质（切割伤、挤压伤、撕裂伤、碾压伤、爆炸伤等），污染情况，损伤平面，及伤后处理情况，断肢保存情况。

4. 一般病史询问：年龄、吸烟史，是否合并心脏病、糖尿病、肺部疾病等、是否长期口服抗凝药，血型等既往情况。

5. 全身检查：是否处于创伤性失血性休克期，是否存在全身其他器官和部位损伤（如胸腹伤、颅脑、脊髓损伤等），是否存在同侧肢体其他部位损伤。

6. 伤情检查：查看伤口软组织损伤情况、污染情况、骨质粉碎缺损情况、神经血管损伤情况。（注意：腕踝以上的肢体离断伤在血压相对平稳下打开伤口。必要时需先上止血带）。

7. 评估再植条件（详见再植条件评估部分）。

（四）入院处理（急诊科协作）

1. 控制出血：判断出血情况，局部直接压迫或加压包扎控制活动性出血；可上止血带进行止血，1h 放松一次，大腿部位无法上止血带，需用钳夹或直接结扎。

2. 判断估计出血量，建立深静脉通道、留置导尿管、备血。

3. 检验及辅助检查：行血常规、血生化、尿便常规、电解质检查、术前免疫、血型、凝血五项、交叉配血等。

4. 根据血流动力学情况，给予扩容、补液、抗休克。

5. 影像学检查：对损伤部位及残肢行 X 线检查明确骨质损伤情况。检查心电图及胸部透视。

6. 静脉点滴广谱抗生素，注射破伤风抗毒素。

7. 断肢的保存，清洗后用无菌纱布包裹，置于标本袋密封中，然后放至冷藏，禁止断肢直接与冰水接触。不完全离断肢体需用夹板固定。

8. 督促患者家属于病房办理住院，预交住院费，送病号服更换。

9. 入院医嘱：入院常规、按骨科护理、禁食。

10. 联系输血科、麻醉医师,急诊手术室,绿色通道,缩短术前等待时间(约 1.5h)。

(五)术前医患沟通

1. 签署手术同意书、外伤申请书、输血同意书、高值耗材同意书等。

2. 让患者和家属做好思想准备,强调再植失败的可能性、再植术后功能可能恢复差、时间长等,以及手术时间长,术后出现急性肾衰竭、缺血再灌注损伤等并发症的严重性。

(六)规范化再植手术

1. 清洗消毒

肥皂水及生理盐水冲洗 3 遍,范围至肢体近端 20cm,视伤口情况给予过氧化氢溶液及生理盐水冲洗 2 遍,断肢浸泡 1% 碘伏溶液或 75% 酒精中 10min,近端术区采用 5% 碘伏溶液消毒 3 遍,待干燥 3min 后,常规铺单。

2. 分组处理

一组人员先行在无菌台上处理断肢,另一组人员待患者麻醉后进行处理。

3. 清创术

(1) 断肢近端清创:评估肌肉组织活性 4C(颜色、韧性、出血、收缩性);按组织层次、从外向内,由浅到深逐层修剪,切除污染及无活力的组织。由一点开始,环形,片状,地毯似的修剪创面,咬除污染严重的骨质,将损伤、污染较严重的创面变成相对整齐创面,清创中注意寻找皮下及肌肉间血管及神经,必要时需切开寻找收缩进去的血管神经肌腱,分别进行标记。

(2) 断肢远端清创:皮肤广泛严重撕脱,皮肤紫褐色,与皮下组织脱离应视为失去活力,切除;撕脱性皮肤如存在浅静脉,需给予保护。肌肉去留应根据肌纤维颜色、弹性、肌腹完整及肌内血肿及受伤时间长短进行判断;肌腱保持正常光泽,腱旁膜完整给予保留。神经形态较完整给予保留。对血管、神经、肌腱进行标记,对于较细小的血管,需在显微镜下进行清创。

(3) 清创后再次反复冲洗伤口,更换手套,中单。

4. 神经血管寻找方法

(1) 臂上段断面:内侧部先找出肱动脉,伴行 2 条静脉,外围头静脉,围绕肱动脉周围正中、尺神经、后方桡神经,浅层肌皮神经。

(2) 臂中段断面:内侧肱血管束,1 动 2 静,浅层贵要静脉,前方正中,内侧尺神经;外侧桡神经、肱深动脉(肱肌与肱三头肌之间),浅侧头静脉。

(3) 臂下段:内侧肱血管束,1 动 2 静,浅层贵要静脉前臂内侧皮神经,前方正中,内后侧尺神经；外侧桡神经、肱深动脉（肱肌与肱桡肌之间），浅侧头静脉。

(4) 前臂上段：外侧桡动静脉（旋前圆肌与肱桡肌之间），头静脉；前内尺动静脉（旋前圆肌深面），尺神经距尺动脉较远（尺侧屈腕肌和指深屈肌），贵要静脉。

(5) 股中段断面：（缝匠肌深面）前肌群和内收肌群之间，股动静脉，隐神经；股深动静脉在深面，长收肌深面；坐骨神经位于后肌群和内收肌群之间，在腘绳肌深面；前内侧皮下，大隐静脉。

(6) 股下段断面：内收肌管中，股动静脉，隐神经，分支膝降动脉，后侧坐骨神经，内侧浅层大隐静脉。

(7) 小腿中段：前方筋膜鞘内骨间膜前方胫前动静脉，腓深神经；后方骨间膜后内侧比目鱼肌深面胫后动静脉，胫神经；靠外侧深面腓动静脉；外侧骨筋膜鞘后有腓浅神经；皮下内侧大隐静脉、隐神经，后方小隐静脉，腓肠神经。

5. 断肢灌注

(1) 灌注前将深筋膜切开（腕管、前臂筋膜间室、小腿筋膜间室）；判断血管床完整，冲出管腔内残余积血块，代谢产物，减少毒素吸收；扩张关闭或痉挛的小血管和毛细血管网，有利于再植后的微循环改善。

(2) 灌注液：肝素生理盐水，钝针头注射，（断手灌注量约为 50ml，断小腿灌注量为 200ml）。

(3) 极近端的肢体离断缺血达 3～4h，需考虑初期血管分流至断肢；准备 2 单位全血进行灌注，用一根硅胶管插入血管远近端，用线打结固定硅胶管和血管，肢体灌注 10～15min。灌注后没有灌注的肌肉需清除。

6. 组织修复顺序

(1) 骨关节固定简便、迅速、牢固。

(2) 血管吻合：清创管壁、外膜；动、静脉吻合比例最少应为 1：2；血管有缺损时采用自体静脉移植；缝合型号（4/0：髂动脉；5/0、6/0：腋动脉、颈总动脉、股动脉、股浅动脉、颈内动脉、腘动脉、肱动脉；7/0、8/0：胫动脉、足背动脉、尺桡动脉；9/0、10/0：腕以下或踝以下动脉）。

(3) 肌腱及肌肉吻合：通血后肌肉有血供者按解剖部位缝合。腕部或前臂下 1/3 离断：掌侧修复拇长屈肌腱，屈指深肌与屈指浅近端交叉缝合；背侧：拇长伸肌，桡侧腕长短伸肌腱，指总伸肌；前臂中上 1/3 离断：掌侧屈肌腱的肌腱和肌腹，背侧腕指伸肌群；肘部及上臂下、中 1/3 离断：屈侧缝合肱二头肌，伸侧缝合肱三头肌。

(4) 神经吻合：外膜缝合，早期修复效果好。无张力，必要时屈关节；缺损时二期修复。

(5) 皮肤或皮瓣：环形：连续"Z"字瓣成形术；深筋膜不做缝合；皮肤缺损：皮瓣、

植皮。

（七）手术后处理

1. 转入再植病房：局部烤灯；室温 22～25℃。

2. 术后医嘱。

(1) 心电监护、吸氧、绝对卧床。

(2) 抗感染、抗血栓、抗痉挛，镇痛，保证水电解质酸碱平衡。

(3) 前 3 天每日复查血常规、血生化、电解质、凝血指标、炎症指标、24h 出入量，每小时尿量。

(4) 高压氧治疗。

3. 全身情况的观察及处理。

(1) 血容量判断指标：估计失血量（大腿离断约 7500ml，小腿离断 4500ml，足踝部离断 2000ml，上臂离断 4000ml，前臂离断约 3300ml，腕掌部离断 2100ml）；毛细血管充盈时间、中心静脉压及血常规。如果出现血容量不足，应及时有效地输血、输液，保证血压＞100mmHg，尽可能不用升压药，血红蛋白＞100g/L，白蛋白＞30g/L。

(2) 急性肾衰竭：初期少尿（少于 400ml/d）或无尿（少于 100ml/d）、氮质血症、高血钾和酸中毒。防治：严格掌握适应证，彻底清创，深筋膜切开减压，逾量补液促进毒素排泄（心脑肾重要脏器功能良好情况），及早发现及早处理（观察尿量、尿色、尿常规和血生化、电解质改变）。如出现严重中毒和肾功能损害，控制输液量、血钾、透析治疗，必要时需尽早开放性截肢。

(3) 缺血再灌注损伤：在缺血基础上恢复血流后组织损伤反而加重，甚至发生不可逆性损伤的现象，简称再灌注损伤。发生机制目前没有统一定论，主要时缺血再灌注部位所产生的有害物质（包括有毒代谢产物、氧自由基、炎性因子等）直接或间接引起远隔部位器官损害的因素。一般发生在手术后 3～72h 内，治疗主要集中于抗氧化以及抗炎（维生素 C、维生素 E、依达拉奉注射液、甘露醇）。

4. 局部情况的观察及处理。

(1) 局部血循环的观察：及时发现可能出现的动脉危象和静脉危象，必要时需手术探查。

(2) 术后出现再植肢体肿胀原因：静脉吻合数目过少或吻合质量差，肢体肿胀本身压迫静脉皮肤、深筋膜边缘压迫静脉、创口内血肿、断肢缺血时间过长；处理方式：打开敷料、剪开部分伤口缝合线、引流积血，注射罂粟碱，如果无好转，手术探查。

（3）再植伤口感染处理：拆除缝合线、扩创、抗炎、加强换药。如果出现严重化脓性感染（局部组织破坏广泛，感染扩散经治疗不能控制或特殊感染，如气性坏疽时），需及时截肢治疗。

（八）心理治疗

贯穿整个治疗过程；以积极的心态，促使患者接受现实，展望未来，积极配合治疗；必要时请心理医师进行会诊。

（九）出院标准及随访医嘱

1. 出院标准

正常情况下，术后 2 周肢体成活；白细胞总数及分类正常、血沉、CRP 等炎症指标呈下降趋势；伤口干燥，无渗液及渗血。

2. 门诊及电话随访

术后 3 周、6 周、3 个月、6 个月、9 个月、12 个月和 15 个月，每年 2 次。随访内容：检查肢体外形、骨关节功能、神经恢复情况（Tinel 征）、综合功能；评估康复效果，指导功能锻炼、康复及生活。

3. 康复

（1）术后 3 周：伤口愈合和肢体存活阶段，静养为主，保证肢体稳定，合适外固定，防止碰撞。

（2）术后 4～12 周：专职康复医师指导下循序渐进，主被动活动各个关节，配合器械和支具。

（3）术后 3 个月后期：专职康复医师指导下职业训练阶段。

4. 后期处理

术后 2～3 个月，可处理肌腱松解，神经松解；术后 3～4 个月，可处理肌腱移植或肌腱转位，肌肉转位；术后 4～5 个月，可处理骨不连、骨缺损、下肢不等长。

（十）肢体成活后再截肢指征

1. 再植肢体剧烈疼痛、经久不愈。
2. 再植肢体并发慢性骨髓炎或化脓性关节炎，经久不愈。
3. 下肢不等长或畸形严重妨碍假肢装配。

三、常见手外伤

（一）局部麻醉

1. 腱鞘内麻醉：在远侧掌横纹或掌指横纹处垂直进针，背侧麻醉不完全。

2. 掌侧：手指掌指横纹进针，注射一皮丘，慢慢推针至指桡侧及尺侧，注射麻醉药。对背侧麻醉较腱鞘内麻醉效果好。

3. 背侧：在指近节近端背侧，平行于指蹼近端水平进针，注射一皮丘，逐渐向尺桡侧进针，注射少量麻醉药物，在掌侧能触及针头，注射药物。麻醉疼痛感较上两种方法轻，起效上两种慢。

4. 局部浸润麻醉：从创口近端完整皮肤进针，沿着创口边缘，一边进针一边注射麻醉药物，避免过于接近创口边缘，防止麻醉药物渗出，延长创口时麻醉效果差。

5. 避免在手指侧方直接进针，防止损伤指神经动脉。

（二）止血带

1. 压力止血带：压力成人为 35～39kPa，不超过 40kPa，下肢 60kPa。止血带时间第一次为 60min，再追加 20min，松止血带 10min 后再进行第二次循环，不能过长，避免术后肢体肿胀。

2. 指根扎橡胶皮条：止血需同时在皮条上加持一止血钳，防止术后忘记取下止血带，导致指体缺血坏死。如手术时间长，嘱护士记住应用止血橡胶带的开始时间，防止指体缺血时间过长；驱血带：驱血至肘关节，再从肢体远端向近端松开驱血带至前臂中上段，在术区有感染或恶性肿瘤，不宜使用驱血带。

3. 指套止血带：用周径略细或同等患指的橡胶指套，在其远端剪一个小口后，从手指远端逐渐滑到指根。

（三）清创

1. 修剪创口皮缘约 1mm，由浅到深，按方向，有条不紊，按解剖部位清创，清创时大概判断损伤情况，清除失活的组织，不要姑息。失去活力的肌肉组织凡夹捏不收缩，切开不出血或无颜色改变的肌肉组织，要彻底切除。

2. 必要时延长创口，继续清创。清创同时取出异物，异物周围有时有其进入的通道，慢慢分离组织，逐层寻找，切勿乱翻一气。

3. 如其周围有肌腱或神经血管，可探查是否在其下方或肌腱神经血管内部。一边清创一边止血，结扎或电凝无须吻合的血管。回缩的肌腱血管神经断端也需修剪断端清创。

4. 过氧化氢溶液冲洗浸泡 1min，生理盐水冲洗，反复两次后，可用聚维酮浸泡 1 次，5～10min，生理盐水冲洗，手术台重新铺无菌单，器械及手术人员双手用聚维酮浸泡。判断清创效果，如仍有坏死组织及污染物，再次重复清创。

（四）修复

1. 骨折及脱位复位固定

(1) 指骨骨折：1.0/0.8mm 克氏针。

(2) 掌骨骨折：1.0/1.2mm 克氏针。

(3) 腕骨骨折：1.2mm 克氏针。

(4) 尺桡骨远端 1.2mm/1.5mm，近端 1.5mm/2mm。

(5) 关节固定：远侧指间关节 1.0mm（如果用 0.8mm 克氏针固定，需石膏保护，防止断裂）；近侧指间关节和掌指关节 1.0mm 克氏针；腕掌关节 1.2mm；下尺桡关节 2.0mm，同时长臂石膏固定肘关节，防止下尺桡关节旋转。

(6) 固定时间：根据骨折愈合时间决定何时拔出克氏针，最长不超过 3 个月；肌腱止点断裂固定 6 周，拔出克氏针后需支具继续固定 2 周；脱位固定 3～4 周；掌板、侧副韧带修复术后，如关节不稳定，可克氏针固定 2～4 周，建议早期拔出克氏针，早期功能锻炼；如关节稳定，无须克氏针固定，用胶带固定邻指，做屈伸活动，禁止侧偏。

2. 肌腱

(1) 肌腹：2/0～3/0 可吸收线，8 字缝合法。

(2) 腱性组织。

①选择表面光滑、抗张力的线，3.0/4.0 不可吸收 PROLENE。

②扁形肌腱用 8 字缝合法，圆柱形肌腱用改良的 Bunnell 法、改良的 Kessler 法。中心缝合用 3.0/4.0 PROLENE，周围连续缝合用 4.0/5.0 PDS。儿童的用线可相应变细。

③邻近皮肤的肌腱，建议选择可吸收线，缝合时需正结，结不能过大，线头不能过长，可埋藏在肌腱下，避免线结异物反应，如异物反应严重，必要时需手术拆线。

3. 动静脉

(1) 指动脉：常用 10/0，必要时用 11/0、12/0 无创伤线。

(2) 指静脉：同动脉，如管径粗大，可用 9/0。

(3) 桡动静脉 / 尺动静脉：10/0、9/0。

(4) 肱动静脉：9/0。

4. 神经

8/0～9/0，缝合线不能过多、过粗、过紧，影响愈合。

（五）关闭创口

1. 缝合皮下组织减张，减少瘢痕形成。

2. 避免缝合过紧过密，防止皮肤坏死。对于撕脱裂伤严重的皮肤，尽量少缝合，可仅缝合真皮，不全层缝合。

3. 缝合线选择。

(1) 手指 5/0、甲床 7/0～8/0，指端疼痛敏感，建议选择可吸收线。

(2) 手掌背 4/0 皮下缝合减张、5/0 缝合皮肤。

(3) 腕部 4/0 皮下缝合减张、5/0 缝合皮肤，或 3/0 皮下缝合减张，4/0 缝合皮肤。

(4) 前臂、上臂 3/0 皮下缝合减张、4/0 缝合皮肤。

(5) 肩部 3/0 皮下缝合减张、4/0 缝合皮肤。

（六）术后处理

术后包扎和制动，早期康复治疗都对于手术效果和功能恢复有着十分重要的意义。

1. 包扎

(1) 包扎目的：保护伤口防止污染，伤肢获得充分休息；压迫止血，利于引流，减少组织间积血。

(2) 包扎方法：基本要求。

①皮肤缝合处敷一层凡士林纱布或酒精纱布以便引流。

②用 8 层以上消毒无菌纱布平整地超面积覆盖，手指间或肢体间用敷料隔开，凹陷处用纱布团填充。

③要观察远端血液循环时，不准环形包扎，只能采用交叉包扎，并使指端外露。

④敷料外用绷带呈螺旋形及 8 字形包扎，并根据不同创面及循环影响，用不同压力包扎。对单指的包扎要轻便稳定，利于活动及敷料更换，防止包扎臃肿，一般不宜用胶布缠绕以免换药时因撕揭胶布而带来的痛苦。

2. 石膏固定

(1) 伸指肌腱损伤：掌侧石膏固定，具体固定方式和时间取决于肌腱分歧（格林手外科分区）。

1～2 区（手外科学 1 区）：固定远侧指间关节伸直位，固定时间为 8 周；3～5 区（手外科学 2 区）：固定腕关节背伸 40°、掌指关节屈曲 15°、指间关节 0°，固定 4 周；6～8 区（手外科学 3～5 区）：同上，允许指间关节主动活动。

(2) 屈指肌腱损伤：掌侧石膏固定，腕关节屈曲 20°～30°、掌指关节屈曲

50°～70°、指间关节伸直位（格林手外科学），固定 4 周。

(3) 脱位、侧副韧带和掌板损伤。

①背侧脱位、侧副韧带、掌板损伤：背侧石膏固定关节屈曲约 30°，可主动屈伸关节，固定 4 周。

②掌侧脱位伴伸指肌腱止点损伤：掌侧石膏关节伸直位 6 周。

③侧副韧带修复术后：如关节稳定，无须石膏，用胶带固定邻指，做屈伸活动，禁止侧偏，胶带固定 4 周。

④单纯脱位：掌侧石膏固定 3 周。

(4) 骨折（指未行内固定的骨折）：成人骨折一般固定骨折端及上下两个关节，包括邻指；稳定骨折，3～4 周可在医师指导下每天摘除石膏锻炼 1～2min；骨折不稳定者，需等待骨折愈合；儿童固定全手及腕关节，指间关节 0° 或屈曲 10°～20°，掌指关节屈曲 60°～90°，腕关节背侧 25°～30°，尺偏，拇指对掌位，一般是 3～4 周。

①掌骨骨折。

- 掌骨颈骨折：背侧石膏，腕关节背伸 30°，掌指关节屈曲 80°～90°，指间关节伸直位（示、中指骨折复位后成角 15°，环指小于 30°～40°，小指小于 50°～60° 可以接受），可活动指间关节，固定 4～6 周后，复查 X 线片。

- 掌骨干：背侧石膏，腕关节背伸 30°，掌指关节屈曲 80°～90°，指间关节伸直位，可活动指间关节，固定 4～6 周后，复查 X 线片。

- 掌骨基底骨折：掌侧石膏，腕关节背伸 30°，掌指关节屈曲 80°～90°，固定 4～6 周后，复查 X 线片。

②指骨骨折。

- 末节指骨骨折：仅固定末节及远端指间关节（distal interphalangeal joint，DIP），粉碎性骨折石膏固定意义不大。固定 4 周后，功能锻炼。

- 其余骨折：背侧石膏掌指关节屈曲 70°，近端指间关节（proximal interphalangeal joint，PIP）伸直位，同时绑缚邻指。固定 6～8 周，拆除石膏，开始主动功能锻炼，同时绑缚邻指 2 周。

- 肌腱止点处撕脱性骨折：石膏固定 6～8 周后复查 X 线片，逐渐开始功能锻炼。

- 拇指骨折：腕关节背伸 30°，拇指对掌外展位。

③舟状骨骨折。

- 舟骨结节骨折、远端 1/3 骨折或不全：短臂石膏固定 6～8 周。

- 腰部骨折：最保守的固定（固定拇指对掌位、固定掌指关节、腕关节中立位或桡偏位、固定肘关节屈曲 90°，4 周后更换短臂管形石膏）直至骨折愈合。

- 其他部位骨折：短臂石膏固定 10～12 周。所有部位的骨折愈合后需保护性支具或石膏继续固定 1 个月，安全环境下功能锻炼，避免负重。

④月骨骨折。

- 掌侧极骨折：管形石膏固定腕关节轻度屈曲位。
- 背侧极骨折：腕关节背伸位；固定 6 周后功能锻炼。

⑤三角骨骨折。

- 横行骨折：前臂拇指人字管形石膏固定 6 周。
- 撕脱性骨折：掌侧石膏托固定腕背伸位 6 周。

⑥豌豆骨骨折：掌侧石膏托固定腕关节轻度屈曲 6～8 周。

⑦头状骨骨折：前臂拇指人字管形石膏固定 6～8 周。

⑧钩骨骨折：尺侧 U 形石膏固定 3 周后，短臂石膏固定 3 周。

⑨大小多角骨骨折：前臂拇指人字管形石膏固定 6 周。

⑩ TFCC 损伤：长臂石膏固定腕关节中立位或旋后位 3～4 周后，更换短臂石膏继续固定 2 周。

3. 康复

(1) 控制水肿：术中水肿是关节僵硬的最主要原因，早期水肿处理包括：抬高患肢；主动活动；向心性按摩；压力治疗，如弹力带或弹力指套、等张压力手套；红外线治疗。

(2) 保持关节活动性的练习：主要用于骨折固定后，肌腱损伤修复后等。主动运动方法：腕关节背伸 / 掌屈；桡偏 / 尺偏；前臂旋前 / 旋后；掌指和指间关节屈 / 伸；掌指和指间关节同时伸直 / 同时屈曲；手指内收 / 外展；拇指外展 / 内收；拇指和其他指的对指；拇指屈伸。

(3) 感觉过敏治疗：在敏感区，首先用棉花摩擦，每天 5 次，每次 1～2min。患者适应后，改用棉布或质地较粗糙的毛巾布摩擦敏感区，然后使用分级脱敏治疗，漩涡水浴 15～30min，按摩涂油 10min；触摸不同材料不同材质；振动；叩击。如果存在痛性神经瘤，则需要手术切除。

第7章　足踝外科常见疾病规范化诊疗流程

一、成人获得性平足症

（一）概述

1. 概念

成人获得性平足症（acquire adult flatfoot deformity）是指有症状的成年人继发性扁平足。一般认为足弓降低，距骨第1跖骨角（Meary 角）＞ 4°，跟骨倾斜角（Pitch 角）＜ 20° 可诊断为平足（图 7-1）。

2. 病因学

胫后肌腱功能不全（posterior tibial tendon dysfunction，PTTD）、非 PTTD 平足、跗骨联合、创伤性病变、炎症性病变、糖尿病、夏科关节、其他（神经肌肉性）等。

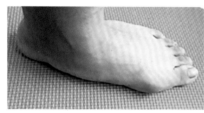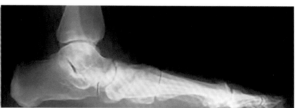

▲ 图 7-1　成人获得性平足症的外观和 X 线片表现

（二）入院病史采集与评估

1. 专科病史询问：包括出现成人获得性平足症的时间、进展速度、是否合并外伤、是否合并其他关节疼痛、疼痛部位及性质，足部伴发其他的畸形及出现的时间、治疗经过及效果。

2. 其他相关病史询问：家族中是否存在平足畸形患者，是否存在一些特殊疾病如糖尿病、动脉硬化闭塞症、小儿麻痹症、脑瘫、类风湿关节炎及痛风等。

3. 倾听患者的诉求，了解患者的职业、治疗目的（改善疼痛症状为主）、迫切性、期望值、可能的依从性等。

（三）体格检查

接诊医师及时完成体格检查，重点检查平足畸形的同时，要注意前足是否合并姆外翻畸形、足部整体力线甚至整个下肢的力线。同时规范地进行拍照，收集资料以便随访（以左侧成人获得性平足症为例，站立位及平卧位查体）。

1. 视：站立位左足足弓低平畸形观，内踝肿胀明显，前足外展，后足外翻塌陷，可见腓骨下皮肤出现褶皱，左足底第 1 跖头可见明显胼胝，足趾无畸形外观，后视观可见后足外翻，可见前足 3～5 足趾。

2. 触：左足胫后肌建走行区、副舟骨区可触及压痛，足背及胫后动脉搏动正常，足趾血液循环、感觉正常。

3. 动：左踝、距下关节活动良好，距楔关节、足趾关节活动正常。

4. 量：左踝关节活动度：背伸 *°，跖屈 *°；左侧前足内翻角：*°。

5. 特殊检查：肌力检查可见左侧胫后肌肌力减退，约 * 级；胫前肌、腓骨短肌、腓骨长肌、趾长伸肌、踇长伸肌、趾长屈肌、踇长屈肌肌力正常，提踵试验阳性，多趾征阳性，腓肠肌挛缩试验（Silfverskoid test）阳性，关节松弛度检查患侧阳性（图 7-2）。

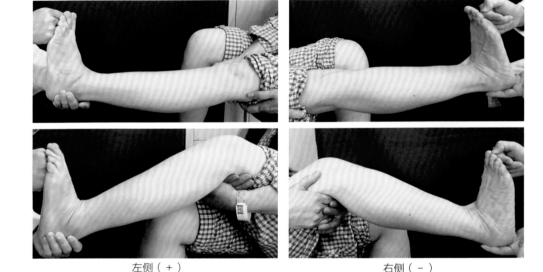

左侧（＋）　　　　　　　　　　　右侧（－）

▲ 图 7-2　关节松弛度检查示意

（四）完善入院检查及医嘱

1. 影像学检查：X 线检查：足的非负重正斜位片；足的负重位正侧位、踝的负重位正侧位、足的斜位片、籽骨轴位（合并踇外翻需加做）、后足负重长轴位片；必要时可拍对侧足对比。CT 检查及 MRI：三维 CT 可清晰显示骨关节情况破坏，MRI 是评估腱鞘炎、软组织病变和肌腱解剖细节的有效方法。其他常规检查：如心电图、胸部 X 线片；老年患者需行骨密度、下肢深静脉彩超、心脏彩超检查。

2. 采集足印图、足大体观、步态。

3. 血检验检查：行血常规、尿常规、便常规、血生化检查、术前免疫、血型、出凝血时间，及其他可能需要的检验如 D- 二聚体、电解质。

4. 完善入院医嘱。

（五）入院后相关检查结果评估与治疗方案的确定

1. 影像学测量。①负重足侧位 X 线片上测量：距骨第 1 距骨角（Meary 角），正常足为 +4°～-4°；轻度扁平足为 4°～15°；中度扁平足为 15°～30°；重度扁平足为＞30°。跟骨倾斜角（Pitch 角），足弓降低为 10°～20°（正常 20°～30°）（图 7-3）。②负重正位片：距舟覆盖角，扁平足≥22°（正常 10°～14°），距骨第 2 跖骨角扁平足≥16°；距骨第 1 跖骨角，扁平足平均≥8°。判断有无蹈外翻、副舟骨、跗骨联合、垂直距骨等。

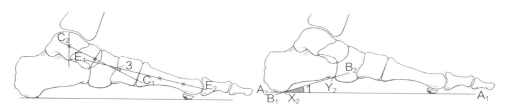

图 7-3 Meary 角（左）和 Pitch 角（右）测量示意

2. 确诊病因诊断及分期。

PTTD 是成人获得性平足症最常见的病因。通常采用 Myerson 改良分期。

(1) Ⅰ期：足内侧疼痛肿胀无畸形，可提踵，胫后肌腱腱鞘炎。

(2) Ⅱ期：足内侧肿胀疼痛，可有外侧疼痛，跟骨外翻可复，不能提踵，胫后 肌腱撕裂（ⅡA 期距骨头未覆盖率＜30%；ⅡB 期距骨头未覆盖率＞30%）。

(3) Ⅲ期：后足出现固定性畸形，跟骨外翻前足外展，足弓消失。踝外侧结构挤压致使踝外侧疼痛。

(4) Ⅳ期：距骨外翻三角韧带撕裂，最后导致踝关节骨间关节炎。

3. 手术适应证：保守治疗不能缓解疼痛、严重畸形、力线异常等症状，有手术治疗要求。

4. 手术禁忌证：①有一般外科手术禁忌证者，严重下肢动脉闭塞性疾病者，伴严重其他疾病不能耐受手术者；②不能配合治疗或诊断不明确者。

5. 保守治疗方式：无症状平足，观察治疗；有症状的可复性平足：矫形鞋垫；有症状的僵硬性平足：下肢 AFO 支具暂时制动 4～6 周。

6. 手术方案的选择：可以根据病理改变或不同分期选择手术方式。

(1) 根据病理改变选择手术方式。

①胫后肌腱功能不全：如胫后肌腱尚有功能则考虑修复手术，切除吻合，肌腱移

植。如胫后肌无功能则需行肌腱重建，屈趾长肌腱、屈蹬长肌腱转位。

②跟腱和腓肠肌挛缩：需正确区别两者。腓肠肌腱膜延长通常采用 Strayer 或 Baumann 术式，而跟腱延长通常采用切开或经皮 Hoke 术式。

③后足外翻：跟骨内移截骨，距下关节制动术，距下关节融合。

④中足外展：Evans 手术，跟骰关节撑开融合。

⑤前足内翻：内侧楔骨跖屈楔形开放截骨术（Cotton 手术），第一跖楔关节融合。

⑥内侧柱不稳定：判断跖楔、舟楔和距舟关节情况，进行融合手术。

(2) 根据不同分期选择手术方式。

①Ⅰ期平足：腱鞘切开、胫后肌腱修复、屈趾长肌腱转位。

②ⅡA 期平足：趾长屈肌腱（flexor digitorum longus，FDL）转位、跟骨内移截骨 ± 足外侧柱延长术 ±Cotton 手术 ± 第 1 跖跗关节融合术。

③ⅡB 期平足：FDL 转位、跟骨内移截骨、足外侧柱延长术、弹簧韧带重建 ± Cotton 手术 ± 第 1 跖跗关节融合术。

- Ⅲ期平足：三关节（距舟关节、距下关节、跟骰关节）融合。
- ⅣA 期平足：平足重建（三关节融合为主）+ 三角韧带重建。
- ⅣB 期平足：平足重建 + 踝上截骨（保踝）/ 踝关节融合 / 置换。

（六）手术准备

1. 术前医嘱：按一类切口常规预防性使用抗生素；一般无须导尿及备血，严重性僵硬性平足症需导尿。

2. 术前对患者宣教：费用准备、心理准备、术前饮食常规要求、术区清洁准备（术前存在脚气等皮肤病者，应当先就诊皮肤科，治疗后再考虑手术；术前 24h 需对足踝部皮肤进行细致清洁 1～3 次）。

3. 术前术者器械准备：足踝专用器械钢板及锚钉。

4. 术前谈话与沟通：特别注意预期效果及可能并发症的说明，取髂骨植骨可能性及必要性。常见并发症包括：感染、神经损伤导致的持久性麻木、神经炎、神经瘤、切口皮肤坏死、畸形进展、过度矫正（后足内翻）、融合不愈合和畸形愈合、肌腱疾病、内植物刺激和静脉血栓形成等。

5. 术前进行神经阻滞，采用腰麻下手术。

（七）手术术式

1. 腱鞘滑膜切除术

此术式适用于没有明显的后足畸形，却有持续的炎症刺激的患者。主要的禁忌证是胫后肌腱腱内疾病。有胫后肌腱退行性改变或组织间断裂的患者需要做更复杂的手术。通过临床和影像学检查确诊的稳定期畸形患者同样需要更复杂的手术。

2. FDL 转位术

适应证是 PTTD 2 期的患者。禁忌证包括距下关节和跗关节僵硬导致无法达到前面所述的活动度。另外，固定性前足内翻畸形超过 10°～12° 为相对禁忌证。

3. 跟骨内移截骨术

跟骨内移截骨术从不作为单独术式治疗 PTTD。常与其他术式联合应用，因此手术适应证与 FDL 肌腱转位的适应证相一致。然而，跟骨截骨术的另一大适应证是与对侧肢体对比存在明显的柔性后足外翻畸形。禁忌证与 FDL 肌腱转位术的禁忌证相似。

4. 弹簧韧带修复和重建术

术中证实弹簧韧带出现明显的可修复性撕裂或松弛，即有手术指征。如果需行修复的组织退行性改变明显，将会严重影响修复效果。此外，如果为僵硬性畸形，或距舟关节无法被动内翻，修复韧带仍会无效。

5. Cotton 手术

明显的前足内翻（大于 10°）和稳定的第一跖跗关节是该截骨术的适应证。第一跖楔关节骨关节炎是该术式的手术禁忌证。

6. 外侧柱延长术

适应证包括外侧撞击、距舟关节外展或外展 / 跖屈复合畸形，且不能通过跟骨内移截骨术矫正。跟骨内移截骨术对外展或跖屈畸形的矫形效果不佳。Ⅲ 期 PTTD 的患者（三关节复合体中有后足僵硬性畸形）是外侧柱延长的禁忌证。

7. 三关节融合术

适用于距下关节和距舟关节的固定畸形。若关节无法被动复位至内翻、内收位，或经其他非融合技术无法将关节稳定复位于良好位置，就应当选择三关节融合。当行三关节融合术治疗成人获得性平足时，虽然矫形不足和过度矫形均可能发生，但矫形不足较过度矫形更多见。

8. 三角韧带重建术

适应证为术中发现三角韧带撕裂或明显松弛。唯一的相对禁忌证为严重的踝关节退行性改变而需行踝关节融合术。

9. 腓肠肌腱膜延长 / 跟腱延长术

成人获得性平足症患者常伴有踝背伸活动度减退，该手术常为必要的辅助手术方式，需区别两者，腓肠肌腱膜延长通常采用 Strayer 术式或 Baumann 术式，而跟腱延长通常采用切开或经皮 Hoke 术式。

10. 其他与手术相关的问题

术后关闭切口因切口多，但长度较小，一般不放置引流管，不建议使用医用胶水黏合皮肤。

（八）术后处理及随访

1. 及时完善术后医嘱，给予消炎、术后镇痛等对症治疗。密切观察患趾血供及渗出情况。抗生素使用时间和强度需严格遵照一类切口抗生素使用原则。术后镇痛药物使用需注意不要与麻醉科使用的镇痛泵中的药物重复。

2. 定期换药；患足正确包扎；首次换药后及时复查患侧 X 线片；根据术中及术后复查情况，决定是否使用辅助器具（除融合外，一般都不需要）。

3. 指导患者行功能锻炼：术后 1 天开始股四头肌收缩、足踝功能锻炼；术口干燥后即开始患趾主动、循序渐进的屈伸功能锻炼。术区拆线后可根据原术式固定的可靠性决定下地时间，一般而言术后 2 周开始，可进行扶拐保护下的行走训练，但不以负重行走为主；术后 6 周，充气靴可开始半负重行走；术后 12 周，X 线片证实骨愈合可全足负重行走。

4. 出院标准。

(1) 患者精神及饮食恢复。

(2) 切口干燥无红肿，无渗液及渗血，患肢皮温不高。

(3) 无发热，炎症指标基本正常或呈明显下降趋势，趋于正常。

(4) 患者掌握康复锻炼方法。

(5) 主刀医师同意出院。

5. 随访要求：一般术后 2 周、8 周、12 周、半年、1 年均要求复查，其中 8 周及 12 周时要求拍摄 X 线片，了解骨折愈合及内固定在位情况，继续指导功能锻炼。术后 1 年进行患足形态及功能评分（术后 AO-FAS 评分）并拍照存档。

二、踇外翻畸形

（一）概述

1. 概念

也叫大脚骨病，是指踇趾向外偏斜超过正常生理角度的一种足部畸形，是最常见的足病之一。一般认为踇趾的外翻角 > 15º 可诊断为踇外翻。

2. 病因学

遗传学、穿鞋习惯（如女性穿高跟鞋）、足部骨关节结构先天异常；其他因素如创伤、小儿麻痹后遗症、脑瘫、类风湿关节炎、痛风性关节炎等对骨关节结构或力学环境造成的后天影响。

（二）入院病史采集与评估

1. 专科病史询问：包括出现踇外翻畸形的时间、进展速度、是否合并外伤、是否合并疼痛、疼痛部位及性质，足部伴发其他的畸形及出现的时间、治疗经过及效果。

2. 其他相关病史询问：家族中是否存在踇外翻畸形者？穿鞋习惯；是否存在一些特殊疾病如糖尿病、动脉硬化闭塞症、小儿麻痹症、脑瘫、类风湿关节炎及痛风等。

3. 倾听患者的诉求，了解患者的职业、治疗目的（美容要求或是改善症状）、迫切性、期望值、可能的依从性等。

（三）体格检查

接诊医师及时完成体格检查，重点检查前足踇外翻畸形的同时，要注意足部整体力线甚至整个下肢的力线。同时规范地进行拍照，收集资料以便随访（以左侧踇外翻为例）。

1. 视：左足踇趾外翻畸形观，可伴跖趾关节区红肿；左足第 1、2 趾相挤压，或交叉状（踇趾位于第 2 趾下），足底第 * 趾跖趾关节处可见明显胼胝，余外侧足趾无畸形；左第 2 趾呈锤状趾畸形观。

2. 触：左第 1 跖骨远端跖内侧及籽骨下方压痛(+)；足底第 * 趾跖趾关节处胼胝(+)。

3. 动：左第 1 跖趾关节屈伸活动度稍受限；跖楔关节略松弛；左第 2 跖趾关节背伸及跖屈均明显受限；余趾活动度正常。

4. 量：左第 1 趾外翻约 *°，左第 1 跖趾关节活动度：背伸 40°，跖屈 10°；第 2 跖趾关节活动度：背伸 *°，跖屈 *°。

5. 特殊检查：外侧跖趾关节 lachman 试验 Ⅰ 级，腓肠肌挛缩试验（Silfverskoid test）阴性或阳性。

（四）完善入院检查及医嘱

1. 影像学检查：X 线检查用足非负重正斜位片，足负重位正侧位、足斜位片、籽骨轴位，必要时可拍对侧足对比。CT 检查及 MRI 不作为常规，但存在明显的前足关节破坏，或伴有软组织肿块等情况时可加做。其他常规检查如心电图、胸部 X 线片。老年患者需行骨密度、下肢深静脉彩超、心脏彩超检查。

2. 采集足印图。

3. 血检验检查：行血常规、尿常规、便常规、血生化检查、术前免疫、血型、出凝血时间，及其他可能需要的检验如 D- 二聚体、电解质。

4. 完善入院医嘱。

（五）入院后相关检查结果评估与治疗方案的确定

1. 影像学测量与蹈外翻分型。

(1) 正位 X 线片上测量蹈外翻角（hallux valgus angle，HVA 或 hallux abductus angle，HAA），正常 15°～16°；跖骨间角（intermetatarsal angle，IMA），正常 8°～10°（图 7-4）；跖骨远端关节角（distal metatarsal articular angle，DMAA），又称近端关节固定角（proximal articular set angle，PASA），正常 5°～7°；远端关节固定角（distal articular set angle，DASA）：正常 5°～7°；趾骨间角（inter phalangeal angle，IPA），正常 8°～10°；籽骨位置（sesamoid position，SP）与关节匹配度等。正侧位 X 线片上评估第 1 跖趾关节有无关节炎及其严重程度。

(2) 根据以上测量，将蹈外翻的严重程度分为轻、中、重度：轻度为 HVA ≤ 20°，IMA ≤ 13°；中度为 20° < HVA ≤ 40°，13° < IMA ≤ 16°；重度为 HVA > 40°，IMA > 16°。

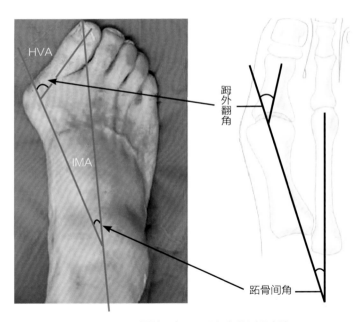

▲ 图 7-4　蹈外翻角和跖骨间角的测量方法

2. 完善诊断与功能评分。

(1) 常用的诊断及合并诊断：左足蹈外翻畸形（重度）；转移性跖痛；左第 1、2 趾交叉趾畸形；左第 2 趾锤状趾畸形；左侧平足畸形等。

(2) 完善术前前足 AO-FAS 评分、VAS 评分。

3. 手术适应证：保守治疗不能缓解疼痛等症状或畸形加重，有手术治疗要求。

4. 手术禁忌证：①有一般外科手术禁忌证者，严重下肢动脉闭塞性疾病者，伴严重其他疾病不能耐受手术者；②第 1 跖趾关节有骨关节病及活动性感染者；③不能配合治疗或诊断不明确者。

5. 相对禁忌证：①第 1 跖趾关节轻度关节炎或关节纤维化，无僵硬者；②对于过度柔软、伴有韧带松弛或神经肌肉紊乱者，如 Ehlers-Danlos 综合征或 Marfan 综合征患者，因为术后畸形复发风险很大，建议首选保守治疗；③有不切实际的手术期望者和疑有精神障碍者应慎重手术。

6. 保守治疗方式：踇外翻支具（软或硬）、分趾垫。

7. 手术方案的选择：国外将踇外翻分为跖趾关节匹配、不匹配与关节炎型。

(1) 跖趾关节匹配的术式选择。

① IMA ＜ 14°：当 PASA ＜ 10°，可行跖骨远端截骨术，如 Chevron 手术 + 远端软组织松解与骨赘切除术或当 HVA 矫正不满意时 +Akin 手术；当 10° ＜ PASA ＜ 15°，可行 Chevron-Gerbert 手术。

② IMA ≥ 14°：需行跖骨干（如 Scarf）或基底截骨，由于该类患者大多 PASA ＞ 15°，跖骨干或基底的截骨后跖骨头关节面相对于第 2 跖骨更加倾斜，此时可将趾置于伸直位做伸屈活动，如感觉跖趾关节面活动不匹配，应加行改良 Reverdin 或 Akin 手术纠正 PASA；如果 PASA 未明显增大，也可加行 Akin 手术，以使趾的外形恢复正常，而且其跖趾关节活动度能获得保存。

(2) 跖趾关节不匹配的术式选择。

①当 IMA ＜ 14°，可行跖骨远端（如 Chevron、Mitchell）截骨加软组织手术。

②当 14° ≤ IMA ≤ 16°，可以采用跖骨干部（如 Scarf）或近端（如改良 Ludloff）截骨加软组织手术矫正。

③当 IMA ＞ 16°，需要基底截骨加软组织手术，或再加 Akin 手术。

④当 IMA ＞ 20°，若近节趾骨基底相对于跖骨头半脱位超过 50%，并伴有软组织明显挛缩时，应首选跖趾关节融合术。

(3) 第 1 跖趾关节炎型踇外翻的术式选择。

① Keller 关节成形术，多用于老年、骨质疏松及不能接受其他手术治疗者，为减少第 1 跖骨头的外突、缓解疼痛而选择该术式。

②关节融合术，适合有症状的包括外翻伴有第 1 跖趾关节骨关节病、稳定期的各种关节炎者及某些神经系统疾病使足部肌肉不平衡引起趾畸形的治疗；也适用于 HVA 与 IMA 严重增大者及外翻矫形失败者。对于伴有关节炎的严重老年外翻患者，可首选跖趾关节融合治疗。

③人工关节置换术，可用于伴有关节炎的轻度与部分中度蹈外翻的中老年患者，不适于年轻或术后要求活动较多的患者与籽骨跖骨关节病变疼痛的患者。

（六）手术准备

1. 术前医嘱：按一类切口常规预防性使用抗生素；一般无须导尿及备血。

2. 术前对患者宣教：费用准备、心理准备、术前饮食常规要求、术区清洁准备（术前存在足癣等皮肤病者，应当先就诊皮肤科，治疗后再考虑手术；术前 24h 需对足踝部皮肤进行细致清洁 1～3 次）。

3. 术前术者器械准备：前足专用器械包。

4. 术前谈话与沟通：特别注意预期效果及可能并发症的说明。常见并发症包括跖趾关节活动受限、畸形矫正不足与复发（较常见）、继续其他畸形如蹈内翻、第 1 跖骨头坏死、术后转移性跖痛或瘢痕性疼痛、足部肿胀时间较长。

5. 术前进行神经阻滞，采用腰麻下手术。

（七）手术术式

1. Silver 手术

软组织手术单独应用仅具有矫正轻、中度 HVA 增大的能力，联合 Akin 手术具有矫正重度 HVA 增大与轻、中度 DASA 增大的能力。术中可根据患者第 1 跖趾关节外侧软组织挛缩部位与程度的不同，分别在跖骨远端外侧安全区内松解挛缩的外侧关节囊或加内收肌或再加籽骨悬韧带甚至跖横韧带等。

2. Akin 手术

在近节趾骨近端的 Akin 手术可矫正 DASA 增大，在近节趾骨远端的 Akin 手术可矫正 IPA 增大，另具有矫正趾旋转畸形的能力，一处截骨可同时矫正 2 个或 3 个病理变化。多与其他手术一起使用，如纠正 HVA 时，若行软组织手术后 HVA 矫正不彻底，可在趾骨近端加行 Akin 截骨。

3. Chevron（Austin）手术

该式式具有矫正轻、中度 IMA 增大的功能，矫正量最多为 5°。包括 Chevron 及以下改良类术式均有短缩跖骨约 2mm 的弊端，为克服这一缺点，截骨时在水平面上使截骨轴线从内斜向外侧远端，截骨移位矫正 IMA 后可延长跖骨。

4. Chevron-Youngwiek 改良术

该术式可在一个部位截骨矫正 2 个病理变化的能力。即在纠正 IMA 的同时，使跖骨头下沉，使第 1 跖骨头恢复负重功能。

5. Chevron-Gerbert 改良术

该术式具有在一个部位截骨矫正 IMA 与 PASA 轻、中度增大的 2 个病理变化的能力。

6. Chevron-Kalish 手术

该术式又称为 Long arm-chevron 手术。与传统 Cheveron 手术相比具有更大的矫正中度 IMA 增大的能力。

7. Mitchell 手术

该术式具有矫正 IMA 增大,同时纠正术前有跖骨上抬、下沉及伴有跖骨旋转的畸形,在一个部位截骨可以矫正 4 个病理变化,这是其他术式无法达到的。其最大的缺点是术后造成第 1 跖骨的短缩,平均短缩 6mm 左右。为了防止发生转移性跖骨痛,对术前第 1 跖骨比第 2 跖骨短缩 4mm 以上者,应慎用或不用此术式。将横行截骨改良为自内侧近端斜向外侧远端的截骨,截骨后将远端推向外侧矫正 IMA 后有延长跖骨的作用。

8. Reverdin-Green 手术

该术式有纠正 PASA 增大的能力,也具有矫正跖骨远端旋转的能力,一处截骨可同时矫正 2 个病理变化。

9. Jawish 手术

该术式结合远端软组织手术具有矫正青少年 IMA 显著增大的能力,若术中矫正 HVA 不理想可加做 Akin 手术。

10. Scarf 手术

该术式矫正 IMA 增大的能力强于以上各跖骨远端截骨,适用于中、重度外翻畸形矫正。术中应尽量通过跖骨向外平移矫正 IMA 的增大。若采用以近侧截骨端为支点向外旋转的方式纠正畸形,有加大 PASA 畸形的风险。为克服这一缺陷,常需要同时在近节趾骨加 Akin 截骨术,或当 Z 形截骨后在远端截骨块的跖侧近端和背侧骨块的远端各截去在内侧、顶在外侧的楔形骨块,在外移远端骨块矫正 IMA 后再向内侧旋转远端骨块,以防止 PASA 增大。

11. Wilson (改良 Ludloff) 手术

该术式在跖骨干部截骨矫正 IMA 的能力强,适用于矫正中、重度 IMA 增大。该术式无矫正跖骨旋转的能力,但通过截骨平面的改变,在一处截骨可同时矫正 3 个病理变化。原始的 Ludloff 术式已被 Wilson 等的改良术式所代替。

12. Lapidus 手术

该术式在跖骨基底截骨,较以上术式矫正 IMA 增大的能力更强,适用于矫正重度 IMA 增大的外翻,也适用于内侧跖楔关节不稳或关节炎的外翻。该术式除可矫正 IMA 外,还可矫正跖骨旋转畸形和纠正术前跖骨上抬、下沉的病理变化,在一处截骨可同时矫正 4 个病理变化。

13. Juvara 手术

该术式矫正 IMA 的能力与 Lapidus 相似，但不能矫正跖骨的旋转畸形，在一处截骨可同时纠正 3 个畸形。

14. 跖趾关节融合术

该术式具有同时矫正 IMA、PASA 增大和跖旋转畸形的能力。该术式的优点是有效解除跖趾关节疼痛，使跖保持较好地负重功能，尤其适用于术后对负重行走功能有较多要求者；缺点是丧失了第 1 跖趾关节的活动度，患者可能受限于某种活动，术后需要较长时间的适应期。

注意：其他与手术相关的问题：术后关闭切口时不放置引流管，不建议使用医用胶水黏合皮肤。

（八）术后处理及随访

1. 及时完善术后医嘱，给予消炎、术后镇痛等对症治疗。密切观察患趾血供及渗出情况。抗生素使用时间和强度需严格遵照一类切口抗生素使用原则。术后镇痛药物使用需注意不要与麻醉科使用的镇痛泵中的药物重复。

2. 定期换药；患趾正确包扎；首次换药后及时复查患侧 X 线片；根据术中及术后复查情况，决定是否使用辅助器具（除融合外，一般都需要）。

3. 指导患者行功能锻炼：术后 1 天开始股四头肌收缩、足踝功能锻炼；术口干燥后即开始患趾主动、循序渐进的屈伸功能锻炼。术区拆线后可根据原术式固定的可靠性决定下地时间，一般而言术后 2 周开始，可进行扶拐保护下的行走训练，但以后足受力为主；术后 6 周，前足可开始半负重行走；术后 12 周，X 线片证实骨愈合可全足负重行走。

4. 术口干燥，无明显红肿者，一般术后 3～5 天可办理出院手续。

5. 随访要求：一般术后 2 周、8 周、12 周、半年、1 年均要求复查，其中 8 周及 12 周时要求拍摄 X 线片，了解骨折愈合及内固定在位情况，继续指导功能锻炼。术后 1 年进行前足形态及功能评分（术后 AO-FAS 评分）并拍照存档。

三、踝关节骨折

（一）入院评估

1. 专科病史询问：包括外伤性质、时间、机制、部位、出血情况及伤后处理经过。

2. 一般病史询问：与病例内容相关的病史。既往是否有踝关节受伤病史，接受过何种治疗；是否存在一些特殊疾病如糖尿病、动脉硬化闭塞症、类风湿关节炎及痛风等。

了解患者的职业（运动员、武警、消防员等）、治疗目的（恢复运动能力）、期望值等。

3. 体格检查：接诊医师及时完成体格检查，重点注意踝关节畸形和活动情况，损伤部位可出现局部肿胀、张力性水疱、皮下瘀斑、畸形、压痛、反常活动、骨擦音阳性、纵向叩击痛阳性和患侧肢体功能受限。同时注意：是否存在全身其他器官和部位损伤；是否存在同侧肢体其他部位如腓骨上段、胫骨平台、距骨、跟骨、足部骨折或跟腱断裂，尤其是腓骨上段骨折，经常出现漏诊的情况；需去除所有现场的外固定材料，行皮肤及软组织评估；开放性损伤需评估软组织情况，评估远端足趾末梢血供，判断有无血管损伤；是否有胫前后动静脉、神经损伤或肌腱损伤，多见于严重骨折脱位或开放性骨折脱位，腓骨颈骨折注意是否有腓总神经损伤表现；检查踝关节稳定性，需做应力试验检查（图 7-5）。

4. 完善骨折分型：主要使用 Lauge-Hansen 分型、Danis-Weber 分型、AO 分型。

5. 鉴别诊断：踝关节扭伤、pilon 骨折、跟骨骨折、距骨骨折。

（二）入院处理

1. 完善各项检查，主要包括以下两点。

(1) 影像学检查。

① X 线检查：损伤部位及时拍摄踝关节创伤系列 X 线片（踝关节正侧位片，同侧胫腓骨正侧位片，必要时足部正斜位片）以确诊骨折及了解骨折类型。

② CT 检查：行踝关节 CT 三维重建，明确骨折详细情况，指导治疗方案的制订。

③ MRI 检查：不作为常规；考虑隐蔽骨折或合并肌腱、韧带损伤时检查。

④查心电图及胸透。

⑤需手术治疗的，术前一天行双下肢深静脉彩超检查，以排除深静脉血栓可能。

⑥老年患者行骨密度、心脏彩超检查。

(2) 检验及辅助检查：行血常规、尿常规、便常规、血生化检查、术前免疫、血型、出凝血时间检查。

2. 一般处理：及时完善入院常规医嘱，包括护理等级等。

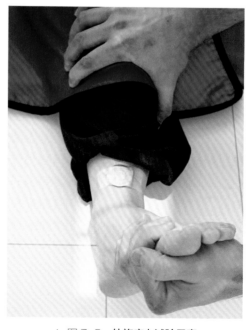

▲ 图 7-5　外旋应力试验示意

检查者一手固定小腿，另一手使踝内旋 10°～15°，充分显露踝穴，然后一手将踝置于屈伸中立位，另一手向前足施加外旋应力

3. 对症处理，主要包括抬高患肢、骨折部位制动、消肿、镇痛、抗凝、张力性水疱护理等。

4. 踝关节骨折移位较轻，可行手法牵引整复石膏托或 U 形石膏外固定制动；踝关节骨折脱位或胫骨 Pilon 骨折术前行跟骨骨牵引，对于大多数踝关节骨折牵引的重量，通常选择在人体体重的 1/8～1/7。如果是年老体弱，伴有明显骨质疏松的患者，需要适当减轻牵引的重量。签署相关的知情同意书并在病程记录中记录牵引操作过程。

5. 给予镇痛、抗凝等对症治疗。镇痛药物可给予非甾体抗炎药如塞来昔布胶囊、非阿片类中枢性镇痛如曲马多缓释片和阿片类药物如盐酸哌替啶。抗凝血药可选择低分子钙素钠、达肝素钠、那曲肝素钙，均为皮下注射，使用剂量需参考患者体重。

6. 其他处理根据患者具体情况而定，如有高血压或糖尿病的患者，应给予对症处理，将血压或血糖控制在合适范围内。

（三）专科治疗

踝关节骨折的治疗需考虑以下条件：骨折开放性或者闭合性骨折、骨折分型、年龄、骨的质量、粉碎程度、伤前运动水平、合并伤。

1. 非手术治疗：单纯外踝骨折；无移位的或稳定的骨折；无须反复整复可达到并维持解剖复位的有移位骨折；由于全身或局部条件的影响，患者不能接受手术治疗；对于非手术治疗的患者需完善各种非手术治疗的知情同意书；踝关节骨折行保守治疗，可管型、U 形石膏或支具外固定，要密切观察患肢血供、感觉和活动，加强护理，避免出现局部压疮，定期复查患者各项指标。

2. 手术治疗。

(1) 适应证：因软组织嵌入无法手法复位者；可能造成距骨移位或踝穴增宽的不稳定骨折；远端胫腓关节分离；开放性骨折；超过关节面25%，关节面移位超过 2mm 的后踝骨折；垂直压缩型骨折；内踝移位超过 2mm 或外踝移位超过 3mm；任何外踝短缩；双踝或三踝骨折；难以闭合复位或难以维持闭合复位。

(2) 禁忌证：有一般外科手术禁忌证，伴严重其他疾病不能耐受手术者；不能配合治疗者。

3. 术前必要时复查患者各项指标，如血红蛋白、肝肾功能、血糖、血压等与手术密切相关的指标。

4. 术前一天停常规医嘱，开术前医嘱，及时告知患者及家属手术相关事宜，签署各种手术治疗相关的知情同意书、术前小结等文书。

5. 术前 30min 使用一代或二代头孢类抗生素预防感染。

6. 手术方式选择：手术方式取决于患者的全身情况及骨折部位、类型、周围软组织损伤情况，还应遵循两个原则，即固定材料有强度足够；微创，减少骨折周围血供破坏，生物固定原则。

(1) 手术入路：后外侧入路、内侧入路、后内侧入路、改良后内侧入路、前外侧入路。

(2) 手术体位。

①仰卧位：单一内侧、前外侧或外侧入路、内侧＋外侧入路。

②侧卧位（漂浮体位）：后外侧＋内侧入路。

③俯卧位：后外侧＋后内侧入路、后外侧＋内侧入路、内侧＋改良后内侧＋外侧入路。

(3) 手术固定方式。

①内踝骨折：空心钉、克氏针张力带、钢板。

②外踝骨折：空心钉、克氏针张力带、钢板、髓内钉。

③后踝骨折：空心钉、钢板。

④下胫腓联合损伤：骨皮质螺钉、弹性固定（Suture-Button、TightRope、下胫腓钩固定）、韧带重建。

⑤内外侧副韧带损伤：锚钉、韧带重建。

⑥开放性踝关节骨折或并脱位：外固定架、空心钉、克氏针、石膏。

（四）术后处理

1. 及时完善术后医嘱，给予消炎、镇痛等对症治疗。密切观察患肢血供、肿胀、渗出情况。抗生素使用时间和强度需严格遵照一类切口抗生素使用原则。如手术时间超过 3h 或出血量大于 1500ml，镇痛术中可追加使用一代或二代头孢类抗生素。术后镇痛药物使用需注意不要与麻醉科使用的泵中的药物重复。

2. 定期换药，换药次数根据手术切口渗出多少决定。

3. 如留置引流管，根据引流量决定何时拔除引流管。

4. 指导患者行功能锻炼：术后 1 天开始股四头肌收缩、足踝功能锻炼；术口干燥后即开始踝关节主动、循序渐进的各项功能锻炼。术区 2 周后切口愈合可拆线，若骨质质量良好、简单骨折、固定牢固，可在支具保护下部分负重行走；术后 12 周，X 线片证实骨愈合可全负重行走。

5. 首次换药后及时复查患侧 X 线片、CT 三维重建检查。一般 3～5 天可办理出院手续。

6. 随访要求：一般术后 4 周、12 周、半年、1 年均要求复查，其中 4 周及 12 周时要求拍摄 X 线片，了解骨折愈合及内固定在位情况，指导患者下地行走、下肢功能锻炼。术后 1 年进行足部形态、行走步态及功能评分（术后 AO-FAS 评分）并拍照存档。

第8章 常见骨感染和骨肿瘤规范化诊疗流程

一、骨感染疾病

（一）入院评估

1. 专科病史询问：包括外伤史、手术史、治疗史（尤其是使用过何种抗生素）、症状、持续时间、部位、其他部位情况及处理经过。

2. 一般病史询问：与病例内容相关的病史，尤其是可能存在的影响后续治疗的基础疾病。

3. 体格检查：接诊医师及时完成全身及专科体格检查，专科重点注意感染部位周围血供情况，肢体活动功能，窦道范围及深度，是否存在内植物。同时注意是否存在全身其他器官和部位疾病，如糖尿病、脉管炎、神经损伤、神志情况；患肢血供、压痛、张力情况，有无积气等。

4. 诊断标准。

(1) 确诊性标准：①瘘管、窦道或者伤口裂开（皮肤表面与内植物或骨相通）（图8-1）；②伤口脓性渗出或术中发现深部脓液（图8-2）；③术中由两个以上独立来自深部组织或内植物表面取样点的微生物证实为同一种细菌；④术中组织病理学检查通过特异性染色发现细菌或者真菌。

(2) 提示性标准：①临床表现为局部肿胀、局部发红、皮温增高、发热（超过38.3℃）；②影像学特点为骨溶解（骨折端，内植物周围）、内固定松动、死骨形成（逐渐形成的）、骨愈合进程受阻（骨不连）、骨膜反应（出现在非骨折部位或已愈合的骨折部位）；③发现致病菌，术中深部组织或者内植物表面（包括超声清洗液）的一份标本培养发现致病菌；④升高的血清炎症标志物，血清炎症标志物出现二次上升或者一段时间内的持续增高（动态监测），在排除其他原因所致感染的情况下可以认为是提示性诊断；⑤伤口渗出，术后数天后新发的其他原因难以解释的持续性不断增加的伤口渗出；⑥关节感染，对新发关节积液的骨折病例，需留意可能存在于以下两种情况所致的邻近关节感染，即内植物或切口穿破关节囊、关节内骨折。

5. 完善骨感染分型：主要使用 Cierny-Mader 分型，包括两部分。

①解剖分型：Ⅰ型，髓内型；Ⅱ型，浅表型；Ⅲ型，局限型；Ⅳ型，弥散型。

②宿主分型：A 型，健康患者；B（BL/BS）型，局部或全身有生理功能异常的患者；C 型，全身情况差，需要支持治疗，预后不良。

（二）入院处理

1. 完善各项检查，主要包括以下两项。

(1) 影像学检查：X 线检查，对损伤部位及时拍摄 X 线片（覆盖邻近关节及健侧对比）。CT 检查，三维 CT，明确病灶区骨、软组织详细情况，有内植物倾向骨三相扫描（周一和周四）。无内植物首选磁共振，必要时两者都做，指导治疗方案的制订。查心电图及胸部 X 线片、深静脉彩超。

(2) 检验及辅助检查：行血常规、尿常规（注意血尿、肌红蛋白尿）、便常规、血生化检查（高钾血症、酸中毒）、炎症指标（CRP、血沉、降钙素原、白介素 6）、多次多部位留取标本送培养（存在窦道：无菌盐水擦洗 3 次后取 2 份深部标本送细菌培养；无窦道：穿刺一份大于 1.5ml 标本送检，必要时基因检测）、术前免疫、血型、出凝血时间检查。

2. 入院医嘱：及时完善入院常规医嘱，包括护理、饮食等级等。

3. 对症处理，主要包括以下三点。

(1) 术前伤口充分引流，患肢避免压迫。穿刺前需签署相关的知情同意书并在病程记录中记录操作过程。

(2) 给予镇痛、抗凝等对症治疗。镇痛药物可给予非甾体抗炎药物如塞来昔布胶囊、非阿片类中枢性镇痛如曲马多缓释片和阿片类药物如盐酸哌替啶。抗凝血药可选择低分子钙素钠、达肝素钠、那曲肝素钙，均为皮下注射，使用剂量需参考患者体重。

(3) 其他处理根据患者具体情况而定，如有高血压或糖尿病的患者，应给予对症

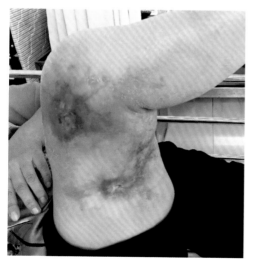

▲ 图 8-1　慢性股骨骨髓炎患者于大腿外侧见两处窦道

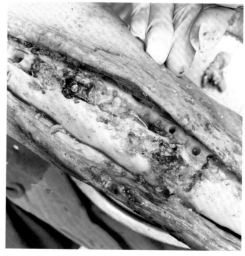

▲ 图 8-2　慢性骨髓炎患者术中见骨坏死伴脓液积聚

处理，将血压或血糖控制在合适范围内。

（三）专科治疗

骨感染的治疗需考虑以下条件：病史、症状、病原菌、创面情况、骨稳定性、预后发展，以及患者年龄、个体要求、经济水平、合并症。

1. 非手术治疗：CMⅠA-B型、CMⅡA型，婴幼儿、部分儿童和青少年及无法耐受手术。

(1) 治疗的患者建议选择保守治疗，需完善各种非手术治疗的知情同意书。

(2) 制动、超关节支具或石膏。

(3) 创面处理：保持创面清洁，加强换药、VSD覆盖创面。

(4) 软组织修复：植皮、皮肤牵引等。

(5) 抗感染：获取可靠的病原微生物资料，选择敏感抗生素，足疗程治疗。

(6) 营养支持，积极进行合并症治疗。

(7) 骨感染行保守治疗时，要密切观察炎症指标，创面情况、影像学病灶变化，如效果不良及时改变治疗方案。

2. 手术治疗：对于保守治疗效果不良，病程超3~4周，病原菌耐药性强，骨破坏程度或进展快，且全身情况能耐受手术患者可选择手术治疗。

(1) 术前必要时复查患者各项指标，如血红蛋白、肝肾功能、血糖、血压等与手术密切相关的指标。

(2) 术前一天停常规医嘱，开术前医嘱，及时告知患者及家属手术相关事宜，签署各种手术治疗相关的知情同意书、术前小结等文书。

(3) 如术前未明确病原菌，术前30min不使用抗生素，术中三代头孢类或经验性抗生素治疗性抗感染。

(4) 手术方式选择：手术方式取决于患者的全身情况及病灶部位、范围、病原微生物、内植物、骨稳定性、周围软组织情况。基本遵循三个原则，即彻底清创、保持骨关节稳定、合理合情使用抗生素。

(5) 不同分型骨感染常用的治疗方式。

①Ⅰ型（髓内型）：保守治疗；手术治疗：开窗骨清创引流或灌洗、抗生素骨粉填充。

②Ⅱ型（浅表型）：保守治疗；手术治疗：取出内植物联合清创、去骨皮质、组织修复。

③Ⅲ型（局灶型）：手术治疗，取出内植物联合清创/骨段切除；探查并彻底清除死骨；稳定性判断(术前/术中)，若稳定——截面骨皮质则保留2/3以上,若不稳定——外固定或克氏针骨水泥则截面水平保留2/3以下；抗生素骨填充；软组织修复。

④Ⅳ型（弥漫型）：手术治疗。

● 骨段切除。

● 骨搬移（＞4cm的骨缺损）联合抗生素骨粉填充。

● Masquelet（＜4cm的骨缺损），抗生素骨水泥填充，炎症控制后（6～12周后）二期取髂骨植骨。

（四）术后处理

1. 环境：保持病房安静，空气流通，室温维持在25～28℃，尽可能安排单间，杜绝同房间人吸烟。

2. 情志：安慰鼓励患者，增强治病信心，保持乐观情绪，积极配合治疗。

3. 体位：术后绝对卧床休息5～7天，抬高患肢于心脏水平，保证动脉供血又有利于静脉回流，防止患肢水肿。

4. 定时翻身，防止皮瓣压迫及牵拉，局部烤灯保暖，注意观察患者生命体征及全身情况，以及皮瓣血供、创口渗血及引流情况。术后48～72h拔除引流片。

5. 局部保暖：皮瓣局部给予60W烤灯灯距为40～60cm，用无菌巾遮盖灯罩和皮瓣，使之保暖，注意烤灯距离不可太近，以防烫伤。

6. 疼痛护理：术后及时给予镇静、镇痛药物，必要时采用冬眠疗法。保护肢体，避免活动时损伤皮瓣，引起疼痛，包扎不可过紧，避免压迫。

7. 伤口及各管道的护理：观察伤口渗血、渗液情况，保持引流管通畅，监测24h出入量。

8. 皮瓣血供的观察：包括皮肤颜色、皮温、肿胀程度、毛细血管反应等指标。

(1) 皮肤颜色：移植组织皮肤颜色是否红润、苍白、红紫，若皮肤颜色变浅或苍白，动脉供血不足，有栓塞或痉挛。相反，颜色变深变紫应考虑静脉回流受阻。随着血栓加重，继而变为红紫或黑紫（图8-3）。

(2) 皮温：一般移植皮瓣温度与健侧相差0.5°～2°，若下降大于3°，提示将发生循环障碍，如突然增高提示感染。

(3) 肿胀程度-皮纹：术后皮瓣水肿期为72h，水肿期过后逐步出现皮纹，如出现皮瓣塌陷，皮纹增多提示动脉供血不足，反之皮纹消失，系张力过大，提示静脉回流障碍。

9. 药物：①维持24h有效血循环平稳不中断，补足血容量；②抗痉挛，抗血栓等治疗，如罂粟碱、低分子右旋糖酐、肝素钠等，注意观察药物疗效及不良反应，如黄疸、视物模糊、牙龈出血、黑便等；③及时及合理应用抗生素，采集标本或确认病原菌后再开始应用抗生素，疗程为静脉用药1～2周，口服4～6周，根据监测结果具体决定，特殊菌如非结核分枝杆菌、结核等用药6～12个月。

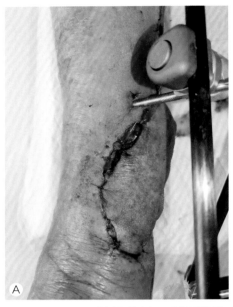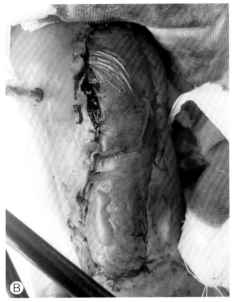

▲ 图 8-3　A. 皮瓣血供良好，皮缘无发绀；B. 皮瓣青紫肿胀、张力性水疱形成、静脉危象

（五）术后营养

1. 选用不含任何渣滓及产气的液体食物，去油肉汤、过滤菜汤、过滤果汁、米汤、稀藕粉、鸡蛋羹等；禁用豆浆、多糖及一切易胀气的食物（不易吸收的植物蛋白）。

2. 软食即细软、易咀嚼、易消化、比较清淡、少油腻的食物，食物应少含粗糙的膳食纤维及较硬的肌肉纤维或将其切碎煮烂达到软化目的（破壁机）。

3. 除日常需要量（25～30kcal/kg），每日多摄入 600～800kcal，建议肠内营养粉。

4. 咀嚼越细致，吸收率越高，少量多次进餐，每日 6～7 次。

（六）出院标准

1. 患者生命体征平稳，饮食二便正常、神志清楚。

2. 伤口无明显红肿热痛、异常渗出。

3. 诊疗按计划完成，无异常情况及并发症。

4. 家属及患者能够配合完成后续治疗与康复。

（七）出院后随访

1. 随访时间：术后 3 周、6 周、12 周、半年、1 年、2 年，前紧后松。

2. 抗生素疗程结束后 2 周、6 周、12 周复查炎症指标。

3. 加强体质训练，禁烟少酒，避免劳损，可疑血行播散性炎症及时处理。

4. 骨粉融解期为 2～3 个月（具体视填充量及局部软组织情况），期间按示教方法清洁伤口并更换包扎（1～3 天 1 次），避免挤压。

5. 如有出现红肿热痛、异常渗液等情况及时复诊。

（八）出院医嘱

1. 加强体质训练，禁烟少酒（建议终生），避免熬夜劳损，可疑炎症及时处理。

2. 保证均衡的营养摄入，注意补充钙剂及优质蛋白，多饮水。

3. 出院后继续口服抗生素巩固，根据复查情况决定用药时间或调整方案。

4. 骨粉融解期一般为 2～3 个月，期间每 1～2 天换一次清洁伤口并更换包扎，避免挤压。外固定针眼加压包扎，减少固定针与皮肤之间摩擦（图 8-4）。

5. 加强患肢肌力及关节锻炼，同时注意外固定针眼护理。

6. 按时复诊，若有不适提前复诊，周四上午骨科门诊。

（九）随访注意事项

1. 随访时间：①骨搬移：术后 2 周、4 周、6 周、8 周、10 周、12 周（3 个月），之后每月一次直至拆除外固定架；拆架后 3 个月，6 个月；②未行骨搬移：术后 3 周、6 周、12 周、半年、1 年、2 年。

2. 随访复查内容：①一般情况：VAS

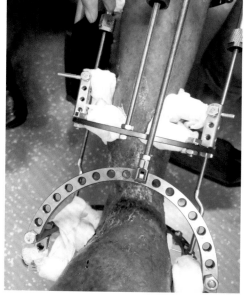

▲ 图 8-4　环架术后针眼用清洁纱布包扎，适当塞紧皮肤与外架之间隙

评分，切口愈合情况，针眼情况（渗出、松动、溃烂），外观及力线，关节活动度，肌力，末梢血供及感觉情况；②炎症指标（血常规、CRP、白介素 6、降钙素原）；③影像学指标（患肢 X 线正侧位，如有搬移行双侧肢体全长 X 线正侧位，如有可疑成骨异常行 CT 检查）。

二、骨肉瘤

（一）入院评估

1. 专科病史询问：包括流行病学、年龄、部位、发病时间、首发症状及处理经过。

2. 一般病史询问：与病例内容相关的病史。

3. 体格检查：接诊医师及时完成体格检查，重点注意：局部疼痛性质：隐痛、夜间痛、静息痛、持续时间、用药是否缓解、局部是否有包块、包块性质、周围淋巴结是否肿大等。

（二）入院处理

完善各项检查，主要包括以下四项。

1. 影像学检查。

(1) X 线片：原发病灶摄正侧位 X 线片。

(2) CT（增强）：病灶和胸部，胸部检查要求薄层。

(3) MRI 检查：T_1 加权、T_2 加权及增强 MRI。

(4) 骨扫描：全身 + 放射浓集区断层。

(5) PET、CT、MRI 检查可选择使用。

2. 检验：行血常规、尿常规、便常规、血生化检查（碱性磷酸酶、酸性磷酸酶）、术前免疫、血型、出凝血时间、红细胞沉降率、乳酸脱氢酶（lactate dehydrogenase，LDH）、甲状旁腺激素（parathyroid hormone，PTH）等。

3. 一般处理：及时完善入院常规医嘱，包括饮食、护理等级等。

4. 术前穿刺活检明确病理。

(1) 活检的基本要求：能够取到足够样本量的组织，满足病理诊断需要；合理选点，便于后续切除；避开重要的血管神经等结构；避免造成肿瘤的医源性扩散。

(2) 常见的活检方法：应优先考虑闭合穿刺活检，慎重实施切开活检。因为手术将破坏肿瘤原有屏障，引起血肿，使肿瘤污染组织的范围扩大，增加以后彻底手术的难度。

①闭合穿刺活检：骨肉瘤多使用粗针抽吸取材。

②切开活检：当闭合活检未能得到准确的诊断、闭合活检部位解剖复杂不易获取诊断、骨肉瘤巨大病情复杂等情况时考虑切开活检。

(3) 穿刺活检的技巧：仔细读片，明确入路和穿刺点，必要时透视定位；可以适当在骨肉瘤表面刮取；进入骨髓腔后，适当扩大入口，缓慢有序感受触碰"一底四壁"，避免破界。

（三）诊断

临床、影像、病理三结合：根据肿瘤部位疼痛、局部肿块结合影像学表现，可以提示骨肉瘤，但病理组织学检查是金标准（图 8-5）。

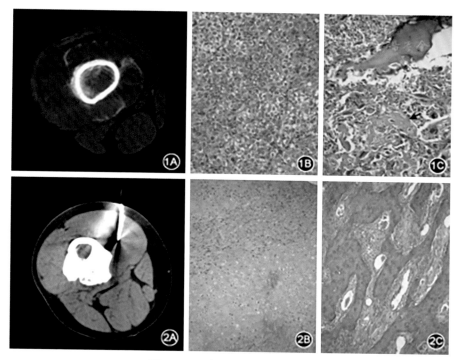

▲ 图 8-5 骨肉瘤影像学和病理学表现

（四）术前准备及手术时机选择

1. 术前准确分期和准备

（1）推荐使用 Enneking 分期（表 8-1），目前国内临床上最常用的分期方法，可预期不同病情患者治疗的相对危险性。

（2）建议化疗停止 3 周内实施手术，化疗期间肿瘤进展超过 30% 最大径、肿瘤突破假包膜时应停止用药，接受手术，以期局部控制肿瘤和缓解症状，外科边缘选择根治切除。

表 8-1 恶性肿瘤的 Enneking 分期

分 期	分 级	部 位	转 移
I A	G_1	T_1	M_0
I B	G_1	T_2	M_0
II A	G_2	T_1	M_0
II B	G_2	T_2	M_0
III	$G_{1\sim2}$	$T_{1\sim2}$	M_1

2. 骨肉瘤的保肢治疗

(1) 新辅助化疗 + 手术是目前保肢治疗的标准流程：骨肉瘤新辅助化疗：骨肉瘤目前公认的一线化疗药物即经典对骨肉瘤有效的化疗药物有四个：顺铂、阿霉素、甲氨蝶呤、异环磷酰胺。骨肉瘤的化疗主张多药联合，而且最少应该是两种药物联合，即使单药效果可以，联合用药也会增大治疗效果，减轻药物抵抗和不良反应。

① MAP 方案：（大剂量甲氨蝶呤、多柔比星、顺铂）。

② AP 方案：（多柔比星、顺铂）。

③ HDMAP：大剂量甲氨蝶呤、阿霉素、顺铂。

(2) 术前化疗的理论依据：80% 的骨肉瘤患者在初诊时已有微细转移；骨肉瘤的平均倍增时间约为 34 天；化疗后有机会使肿瘤分期降级，外科边界更清晰，完整切除成功率更高；提供了一次化疗敏感性试验，为后续术后化疗提供了基础。

3. 化疗前后评估

(1) 评估标准按 Huvos 等制订的肿瘤对化疗反应的组织学分级。Ⅰ级：几乎没有肿瘤细胞坏死；Ⅱ级：化疗轻度有效，肿瘤细胞数减少，坏死率 > 60%，部分区域尚存肿瘤活细胞；Ⅲ级：化疗有效，肿瘤细胞坏死率 > 90%，尚存极少肿瘤活细胞；Ⅳ级：肿瘤细胞全部坏死，未见活的肿瘤细胞。

(2) Ⅰ级或Ⅱ级可认为化疗无效或部分有效，或称反应不佳（poor），Ⅲ级或Ⅳ级可认为是完全或接近完全有效，也称反应良好（good）。

(3) 完成新辅助化疗后，应结合临床症状、体征及影像学检查再次详细评估肿瘤情况；建议给药 2 次以上或至少 1 个周期后进行评估。

（五）手术

手术治疗依然是骨肉瘤治疗中的一个重要部分，手术方式包括保肢手术和截肢手术。

1. 保肢手术

保肢的手术方式包括肿瘤切除、肿瘤型关节置换术、异体骨移植、灭活再植、关节融合和旋转成形术等。手术的方式依据患者的年龄，肿瘤的部位，累及的范围等情况决定。具体而言，手术方式主要包括以下几种。

(1) 旋转成形术：利用功能良好的小腿代替大腿，术后装配小腿的假肢。该手术保持了肢体的生长和膝关节的功能，术后并发症的发生率较低，但重建后外观容易使患者产生心理问题。随着假肢以及儿童可延长假体技术的发展，此手术已较少采用（图 8-6）。

(2) 异体骨骨移植或者自体骨移植：包括同种异体或自体骨移植，自体骨主要采用腓骨，通过完全游离移植或吻合血管移植，可代替被切除的骨段，结合内固定或外固定以重建关节功能。其优点是没有排斥反应，愈合快，费用低，但大小形态与切除骨段相差较大，重建效果不太理想，也可能出现感染、骨折、骨不连等情况。异体骨移植也是保肢术比较常用的手术方式，其有良好的骨骼强度，但存在骨不愈合的问题。

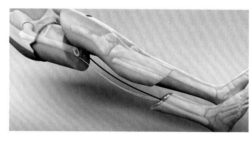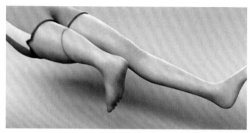

▲ 图 8-6　股骨远端骨肉瘤患者行旋转成形术示意

（3）灭活再植：外用酒精、放疗、冷冻、煮沸等对瘤骨进行灭活后再植入。骨肉瘤原位灭活重建肢体功能的可行性和有效性已得到肯定。其最主要的优点为无明显排斥反应，具有和缺损相同的外形，匹配性好。但是存在骨骼强度差、容易出现骨折等问题。

（4）假体置换：假体置换是现在最常用的手术方式。整个手术过程主要包括肿瘤瘤段骨切除、置入人工假体、重建周围缺损软组织。其主要的问题为假体的存在感染、松动等并发症，多数患者需要再次进行关节翻修术。

（5）转移灶的手术清除：由于骨肉瘤容易发生转移，因此骨肉瘤的治疗还包括对转移灶的治疗。肺是骨肉瘤常见的转移部位，目前肺转移灶的外科切除已成为骨肉瘤肺转移的标准治疗。主要适应证为原发灶已切除，肺转移灶数量较少的患者。

2. 截肢手术

治疗骨肉瘤的挽救措施，主要用于保肢术失败患者及肿瘤侵犯血管神经的患者。手术方式包括经骨的截肢术和关节离断术。截肢手术操作相对简单，无须特别技术及设备，术后可以早期开始化疗。

（六）技术难度

1. 目前术前国际公认的合理有效的方式为穿刺活检（专用活检针），局部损伤小，对保肢手术影响少。但穿刺组织标本量较少加上骨肿瘤病理的复杂性，对病理诊断要求较高。穿刺操作中精确定位，穿刺影像学中典型部位，提高病理诊断率。

2. 手术前的各项影像学资料要求较高：对疾病的分期以及新辅助化疗前后的影像学对比以评价保肢适应证及禁忌证，需要影像科室提供详细明了的影像资料。

3. 大剂量化疗药物的应用是骨肉瘤保肢成功及长期生存的保证，大剂量化疗药物应用同样带来各种各样甚至严重的不良反应，需要各科室之间的相互协作，以保障治疗的安全性。另外需要院方对甲氨蝶呤治疗的药物支持。

4.手术技术上主要是精确的设计，手术中广泛切除边界的确定是对手术医生的挑战，同时有时需要多学科支持协作。

（七）术后康复训练

以主动锻炼为主，被动锻炼为辅。除肌腱重建需要局部固定外，术后 24h 即可行功能锻炼；应根据手术部位与重建方式决定肢体功能锻炼的具体方法。

（八）随访

保肢治疗后第 1 年和第 2 年，每 3 个月随访 1 次；第 3 年，每 4 个月随访 1 次；第 4 年和第 5 年，每 6 个月随访 1 次；第 6～10 年，每年随访 1 次。复发患者处理：再次进行化疗，广泛切除或截肢，边缘阳性者应进行放疗。进展病变：进行姑息性切除或截肢；不能切除者应该进行放疗；高级别肿瘤远隔转移也应该考虑手术治疗；支持治疗；强烈建议加入临床观察研究，二线药物治疗。

（九）中华医学会骨科学分会骨肿瘤学组四肢骨肉瘤保肢治疗指南（图 8-7）

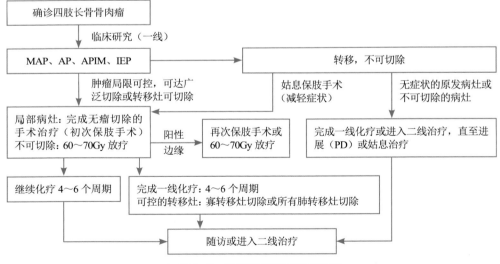

▲ 图 8-7　四肢骨肉瘤保肢治疗指南

MAP. HDMTX 8～10g/m², d1+ADM 60mg/m², d1+DDP 75mg/m²，Q3W；AP. ADM 75mg/m², d1 + DDP 75mg/m²，Q3W；APIM. ADM 60mg/m², d1+DDP 75mg/m² + IFO 1.8g/m²，d1～d4 + HDMTX 8～10g/m²，d1, Q3W；IEP. EPI 90mg/m², d1+DDP 100mg/m², d1 + IFO 2g/m²，d2～d4, Q3W。HDMTX. 甲氨蝶呤；ADM. 多柔比星；DDP. 顺铂；IFD. 异环磷酰胺；EPI. 表柔比星

三、恶性肿瘤骨转移

（一）入院评估

1. 专科病史询问：包括流行病学、年龄、部位、发病时间、首发症状及处理经过。

2. 一般病史询问：与病例内容相关的病史。

3. 体格检查：接诊医师及时完成体格检查，重点注意：是否存在转移性疼痛、持续时间、用药是否缓解、周围淋巴结是否肿大等。

（二）入院处理

完善各项检查，主要包括以下四项。

1. 影像学检查。

(1) 放射性核素全身骨显像（ECT）：ECT 是恶性肿瘤骨转移的初筛诊断方法，但不作为恶性肿瘤骨转移的诊断依据（图 8-8）。

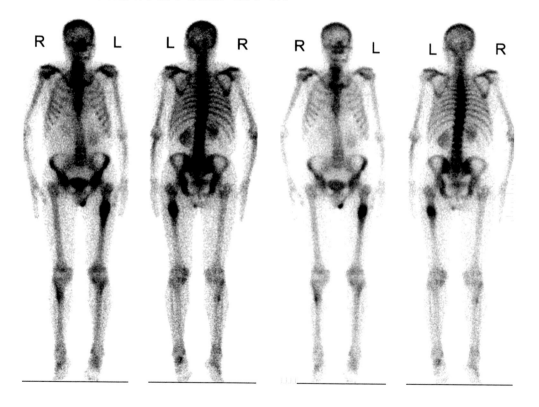

▲ 图 8-8　放射性核素全身骨显像可作为恶性肿瘤骨转移的初筛诊断方法

(2) X 线片：X 线片检查是确诊恶性肿瘤骨转移的主要方法。X 线检查用于骨转移诊断尽管灵敏度低，但是由于 X 线检查的影像空间分辨率高，应用范围广泛，操作简便，价格低廉，辐射量比较小，因此 X 线检查仍然是诊断骨转移的主要检查方法。

(3) CT 扫描：CT 扫描也是确诊恶性肿瘤骨转移的诊断方法，其诊断灵敏度高于 X 线片。CT 扫描检查可确诊某些放射性核素骨显像检查阳性而 X 线片阴性患者的骨转移病灶。对于需要骨活检的病灶，CT 引导下病变处穿刺活检，可提高骨转移病灶穿刺活检率，提高穿刺部位的准确性及操作的安全性。

(4) MRI 扫描：MRI 扫描是目前诊断骨转移灵敏度和特异度均较高的诊断方法。MRI 扫描诊断骨转移的灵敏度为 82%～100%，特异度为 73%～100%。MRI 扫描显示骨髓腔内早期转移灶有特殊优势，MRI 扫描还能准确显示骨转移侵犯部位、范围及周围软组织受累情况。

(5) PET-CT 扫描：PET 显像通过检测局部葡萄糖代谢活性变化而发生肿瘤病灶。因此，PET-CT 能较灵敏显示骨髓微转移灶，早期诊断骨转移病变。PET-CT 扫描可以同时检查全身器官、淋巴结以及软组织，以全面评估肿瘤病变范围。

(6) 骨活检：组织病理学或细胞病理学检查是确诊恶性肿瘤骨转移的可靠方法。对于原发灶未获得病理学或细胞学诊断的患者，骨活检有确诊意义。活检指征：影像学诊断依据不够；单一骨病变；骨病变的确诊决定治疗策略；以骨病变为首发症状的恶性肿瘤骨转移；任何有疑问的骨病变，患者要求确诊。骨活检应注意避免病理性骨折的风险。

2. 检验：行血常规、尿常规、便常规、血生化检查（碱性磷酸酶、酸性磷酸酶）、术前免疫、血型、出凝血时间、ESR、LDH、PTH 等。

3. 骨代谢生化指标：骨代谢生化指标是近年探索用于骨转移诊断及病情监测的新方法。反映溶骨性骨代谢的生化指标有：Ⅰ型胶原碳端肽（1C-TP）、Ⅰ型胶原氮端肽（NTX）、Ⅰ型胶原 al 肽链碳端肽（CTX）、骨唾液酸糖蛋白（bone sialic acid glycoprotein，BSP）等。反映成骨性骨代谢的生化指标：骨特异性碱性磷酸酶、总碱性磷酸酶、Ⅰ型前胶原氮端前肽（PINP）等。

4. 一般处理：及时完善入院常规医嘱，包括饮食、护理等级等。

（三）诊断

恶性肿瘤骨转移诊断标准需同时具备两项条件。

1. 经组织病理学或细胞学检查诊断为恶性肿瘤，或骨病灶穿刺活检或细胞学诊断为恶性肿瘤骨转移。

2. 骨病灶经 X 线片或 MRI 扫描或 CT 扫描或 PET-CT 扫描诊断为恶性肿瘤骨转移。

确诊为恶性肿瘤的患者，一旦出现骨疼痛、病理性骨折、碱性磷酸酶升高、脊髓压迫或脊神经根压迫或高钙血症相关症状等临床表现，应进一步检查排除骨转移病变。对于某些高风险发生骨转移的恶性肿瘤（如乳腺癌、肺癌、鼻咽癌、前列腺癌等中、晚期恶性肿瘤）患者，可考虑把排除骨转移的临床检查作为常规检查项目。骨转移筛查及检查方法主要是依据影像学检查。

（四）治疗

恶性肿瘤骨转移常导致严重的骨疼痛和多种骨并发症，其中包括骨相关事件（skeletal related event，SRE）。骨相关事件是指骨转移所致的病理性骨折、脊髓压迫、高钙血症、为缓解骨疼痛进行放射治疗、为预防或治疗脊髓压迫或病理性骨折而进行的骨外科手术等。恶性肿瘤骨转移虽然都是肿瘤疾病晚期预后差，但是合理的治疗对患者仍然有积极意义。深入认识恶性肿瘤骨转移病变、综合治疗骨转移病变可减少骨转移并发症，减少或避免骨相关事件，是改善骨转移患者生活质量的重要策略。

1. 恶性肿瘤骨转移治疗目标：缓解疼痛，恢复功能，提高生活质量；预防或延缓骨相关事件的发生；治疗骨相关事件。是否将控制肿瘤进展、延长生存期作为治疗目标，需视病情而定。恶性肿瘤骨转移治疗的总体策略是采用以缓解症状、改善生活质量为主要目标的姑息治疗。对于预期抗肿瘤治疗有效的患者，应根据病情进行合理的抗肿瘤治疗。

2. 治疗恶性肿瘤骨转移的方法包括：镇痛药治疗、双膦酸盐类药物治疗、放射治疗、手术治疗、对症支持与康复治疗、化疗、内分泌及分子靶向治疗等抗肿瘤治疗。缓解恶性肿瘤骨转移病变导致的症状和并发症，改善生活质量及控制肿瘤病情进展，常常需要接受多种方法综合治疗。

3. 骨转移瘤姑息性治疗方案制订的基本原则：明确治疗目标，个体化综合治疗，动态评估病情及调整治疗方案。

(1) 对症支持治疗：遵循晚期恶性肿瘤姑息治疗的基本原则，针对骨转移瘤及其并发症等病情给予对症处理及最佳支持治疗。积极缓解肿瘤及骨转移所致的躯体症状，提供心理及精神支持治疗，改善患者的功能状态和生活质量。预防和治疗骨转移患者因活动受限而长期卧床或活动减少所引起的各种病变或伴随症状，提高个体活动能力，帮助患者恢复骨骼自主活动功能及生活自理能力。

(2) 镇痛药物治疗：骨疼痛是骨转移瘤患者的主要症状。持续有效地缓解骨疼痛是恶性肿瘤骨转移治疗的主要策略。缓解骨疼痛的镇痛治疗方法包括：镇痛药、放射治疗、双膦酸盐、抗癌治疗等。尽管缓解骨疼痛的治疗方法多种多样，但是镇痛药在骨疼痛的治疗中具有不可取代的作用。镇痛药治疗是骨转移疼痛治疗的关键及基础性治疗用药。

(3) 骨转移疼痛的镇痛药治疗应遵循 WHO 癌症疼痛治疗基本原则，针对患者的疼痛程度选择不同"阶梯"的镇痛药物。WHO 的癌症三阶梯镇痛治疗的五项基本原则：口服及无创途径给药，按阶梯给药，按时给药，个体化给药，注意具体细节。常用镇痛药物包括非甾体抗炎镇痛药、阿片类镇痛药及辅助用药三大类。

(4) 非甾体类抗炎镇痛药及阿片类镇痛药是缓解骨转移疼痛的主要药物。辅助用药包括：抗抑郁药、抗惊厥药、NMDA 受体拮抗药、糖皮质激素类、α_2 受体激动药等药物。辅助用药适于与非甾体类抗炎镇痛药和（或）阿片类镇痛药联合应用，以进一步增强缓解神经病理性疼痛等特殊类型的疼痛。

(5) 双膦酸盐药物治疗：双膦酸盐是内生性焦磷酸盐的同分子异构体。双膦酸盐类药物与骨有高度亲和力，并能优先被转运到骨形成或吸收加速的部位。双膦酸盐被骨骼的破骨细胞选择性吸收，并选择性抑制破骨细胞的活性，诱导破骨细胞凋亡，从而抑制骨吸收。双膦酸盐通过抑制破骨细胞介导的骨吸收作用，减轻骨疼痛，降低发生骨相关事件的风险。双膦酸盐改善骨骼健康状况及降低骨相关事件风险的疗效可靠，长期用药安全性好，而且适于与化疗、放疗、手术、内分泌治疗等常规抗癌治疗联合应用，也可与阿片类镇痛药联合用药。因此，双膦酸盐虽然不能取代常规抗肿瘤治疗及镇痛治疗，但可作为恶性肿瘤骨转移综合治疗的基础用药。常用药物如下。

①氯膦酸 1600mg/d，口服；或氯膦酸盐注射液 300mg/d，静脉注射，＞2h，连续 5 天，之后改为口服制剂。

②帕米膦酸 90mg，静脉注射＞2h，每 3～4 周重复。

③唑来膦酸 4mg，静脉注射＞15min，每 3～4 周重复。

④伊班膦酸 6mg，静脉注射，每 3～4 周重复。

(6) 放射治疗：放射治疗是治疗骨转移疼痛最有效的方法，能消除或缓解症状，改善生存质量和延长生存，还能预防骨折和脊髓压迫的发生，并能缓解脊髓压迫症。放射治疗用于恶性肿瘤骨转移治疗的主要作用：缓解骨疼痛，减少病理性骨折的危险，减轻照射区病灶进展。

(7) 外科治疗：在病理骨折前进行外科治疗，能极大地提高生存质量，使患者免受骨折之苦。预防性内固定的治疗比骨折的治疗要简单、安全得多。应用病理骨折风险预测系统可以指导预防性内固定的实施，评分 7 分以下可暂时不考虑手术，而评分 7 分以上有高骨折风险，应进行手术治疗。

4. 恶性肿瘤骨转移外科治疗原则：预计患者可存活 3 个月以上；全身状况好，能够耐受手术创伤及麻醉；预计外科治疗后较术前有更好的生活质量，能够立即活动，有助于进一步治疗和护理；预计原发肿瘤治疗后有较长的无瘤期；经全身治疗后，溶骨病灶趋于局限，骨密度增高；孤立的骨转移病灶；病理骨折风险高者。

(1) 手术时机：有癌症病史，影像学及组织学检查为单发骨转移患者；负重骨出现 X 线片可见的骨破坏；保守治疗后，骨破坏仍继续加重的患者；保守治疗后，疼痛仍继续加重的患者或运动系统功能仍不能恢复的患者甚至已经出现病理骨折的患者；有神经压迫症状的患者；脊柱溶骨性破坏，截瘫危险性大的患者；放、化疗治疗不敏感的骨转移灶，如肾癌骨转移等。

(2) 制订治疗方案时的考虑因素：预期寿命；肿瘤类型及分期；有无内脏转移；Karnofsky（或 Burchenal）评分（患者状况）；原发灶至出现转移灶的时间；病理骨折的风险；化疗、激素和放疗敏感程度预测。

(3) 手术禁忌证：放、化疗不敏感的高度恶性侵袭性原发肿瘤；预计原发肿瘤治疗后无瘤生存期短于 3 个月；全身多发骨破坏（如肝癌）涉及多器官转移；多处成骨性转移灶；非负重骨溶骨性或混合性转移灶（如腓骨、肋骨、胸骨、锁骨等）；主要长骨上的溶骨性病变而暂无骨折风险；位于髂骨翼、骨盆前部或肩胛骨的病灶；全身一般条件差，有手术禁忌证。

(4) 手术治疗方案。

①原则：无须期待骨愈合，要使用坚强的内植物，使患者足以负重。

②长管状恶性肿瘤骨转移外科治疗关键点：内植物坚强、稳定；包括所有骨强度降低区尽可能切除肿瘤；内植物寿命长于患者寿命；内植物的选择：内固定（转移病变远离关节面）或者人工关节（转移病变邻近关节）。

③脊柱转移癌外科治疗关键点：病变多发生于椎体，应采用前入路；术前应评估病变部位对脊髓压迫程度（图 8-9），对病变部位尽量切除肿瘤，彻底解除对脊髓的压迫；避免单纯后路椎板减压术，因其会加重脊柱的不稳定性；前路重建纠正后突畸形，后路重建维护脊柱稳定性；椎体成形术并不完全适于椎体转移癌的治疗，因其风险大，效果不确定。

④骨盆转移癌外科治疗关键点：未累及髋臼的髂骨病变，应用内固定及骨水泥加强应力传导区；累及髋臼的髂骨病变，应行全髋关节置换，并应用内固定及骨水泥加强应力传导区；非应力传导区病变（耻骨、坐骨），可行单纯切除。

外科治疗必须与其他治疗相结合，外科治疗本身仍需要进一步建立恶性肿瘤骨转移外科治疗综合评估系统，选择恰当的患者进行恰当的治疗。

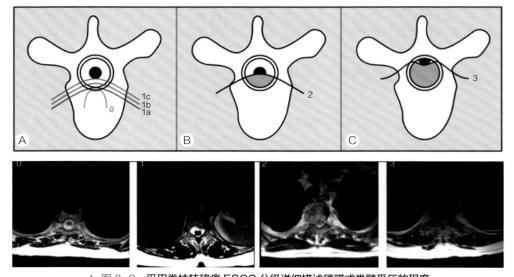

▲ 图 8-9　采用脊柱转移癌 ESCC 分级详细描述硬膜或脊髓受压的程度

0 级是指病变局限于骨内，无椎管内受累；1 级指硬膜受压，脊髓未受压；2 级指脊髓受压但仍可见脑脊液信号（MRI 轴位 T_2 加权图像）；3 级指脊髓受压并且脑脊液信号中断

（五）术后康复训练

以主动锻炼为主，被动锻炼为辅；应根据手术部位与重建方式决定肢体功能锻炼的具体方法。

（六）随访

治疗后每个月随访 1 次，连续 3 个月。3 个月后每 3 个月随访 1 次；复发患者处理：再次进行综合支持治疗。

第9章　小儿骨科常见疾病规范化诊疗流程

一、儿童肱骨髁上骨折

儿童肱骨髁上骨折约占肘部骨折的 75%，多发于 5—8 岁儿童。如果诊疗不当，容易导致神经血管损伤、前臂骨筋膜间室综合征以及肘内翻畸形等并发症，造成严重后果。

（一）入院评估

1. 专科病史询问：包括外伤时间、受伤机制、部位、出血情况及伤后处理经过。

2. 一般病史询问：与病例内容相关的病史，既往是否有相同部位的损伤。

3. 体格检查：接诊医师及时完成体格检查，重点注意肘部畸形和手指活动、血供情况，损伤部位可出现局部肿胀、皮下瘀斑、畸形、压痛、反常活动、骨擦音阳性、纵向叩击痛阳性和患侧肢体功能受限。同时注意是否存在全身其他器官的损伤。

(1) 是否存在同侧肢体其他部位如尺骨鹰嘴、桡骨头的骨折，通常 X 线片就能发现，由于骨骺的存在，部分桡骨头骨折会被漏诊，需进行三维 CT 排查。

(2) 是否有神经的损伤；部分患儿会出现桡神经损伤，正中神经和尺神经损伤概率较低，可根据三大神经损伤特殊的体征进行排除。

(3) 是否有肱动脉的损伤；可根据桡动脉的搏动来排除，部分患儿会出现无脉型的肱骨髁上骨折，这部分患儿手指末梢充盈和血氧饱和度是正常的，可通过血管彩超检查进行排除。

(4) 完善骨折分型：儿童肱骨髁上骨折根据受伤机制和具体骨折情况可以分为伸直型和屈曲型。跌倒时肘关节过伸造成伸直型髁上骨折，骨折远端向后上移位。约占 98%。又以伸直尺偏型多见，易损伤桡神经，残余肘内翻。伸直桡偏型易伴发肱动脉、正中神经损伤。跌倒时肘关节屈曲，鹰嘴着地导致屈曲型髁上骨折，远端骨折块向前上移位，约占 2%。国际伤常用的分型为 Gartland 分型，是根据骨折的影像学表现来划分。Gartland Ⅰ 型骨折无移位；Gartland Ⅱ a 型肱骨后侧骨皮质连续，远端骨折端后倾，不伴旋转；Gartland Ⅱ b 型肱骨后侧骨皮质连续，远端骨折端后倾，伴旋转；Gartland Ⅲ 型骨皮质环形骨折伴骨折端移位（图 9–1）。

（二）入院处理

1. 完善各项检查，主要包括以下两项。

(1) 影像学检查：X 线检查：损伤部位及时拍摄创伤部位系列 X 线片（患侧肘关节正侧位片，尺桡骨、肱骨及肩关节、腕关节的 X 线片，健侧肘关节正侧位片以便于骨折复位的对比），确诊骨折、了解骨折类型及排除是否有相邻部位的骨折脱位。CT 检查：需行三维 CT 检查，明确骨折详细情况，排除隐匿型桡骨头骨折，指导治疗方案的制订。查心电图及小儿胸部 X 线片。

(2) 检验及辅助检查：行血常规、尿常规、便常规、血生化检查、术前免疫、血型、出凝血时间检查。

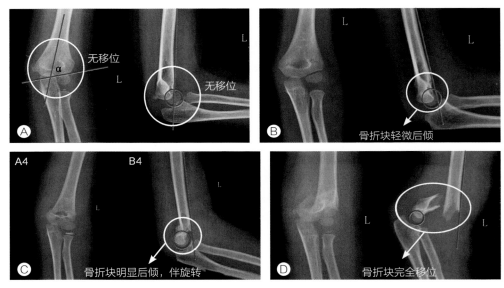

▲ 图 9-1　不同 Gartland 分型的儿童肱骨髁上骨折 X 线片表现
A.Gartland Ⅰ 型；B.Gartland Ⅱ a 型；C.Gartland Ⅱ b 型；D.Gartland Ⅲ 型

2. 一般处理：及时完善入院常规医嘱，包括护理等级等。

3. 对症处理。

(1) Ⅰ 型肱骨髁上骨折可保守治疗，管型石膏固定 4～6 周；Ⅱ a 型髁上骨折可手法复位后，管型石膏固定 4～6 周；Ⅱ b 型和Ⅲ型做手术计划安排，术前临时石膏托固定，减轻疼痛及避免进一步损伤。

(2) 给予镇痛对症治疗，抬高患肢，指导患儿进行手指的握拳放松锻炼，促进肿胀的消退，一般不用脱水药消肿。镇痛药物可给予布洛芬混悬液。

(3) 其他处理根据患者具体情况而定，如有先心、小儿癫痫的患儿，及时请相关科室会诊，并给予相应处理。

（三）专科治疗

儿童髁上骨折的治疗需考虑以下条件：开放性或者闭合性骨折、是否合并神经或血管损伤。

1. 非手术治疗：Ⅰ型髁上骨折可保守治疗，管型石膏固定4～6周；Ⅱa和Ⅱb型可尝试手法复位，复位成功后予管型石膏固定4～6周；需完善各种非手术治疗的知情同意书。

2. 肱骨髁上骨折行保守治疗时，要密切观察患肢末梢血供、感觉和手指活动，注意管型石膏的松紧程度，避免出现局部压疮，4～6周后复查X线片，骨折愈合后拆除石膏，并指导患儿进行患肢的功能锻炼。

3. 手术治疗：对于Ⅲ型及手法复位失败的Ⅱ型肱骨髁上骨折，可选择手术治疗；对于合并有血管损伤的肱骨髁上骨折，需急诊行骨折切开复位克氏针固定及血管探查（有断裂则进行吻合，压迫引起者及时解除压迫）术；对于合并有神经损伤患儿，需急诊行骨折切开复位克氏针固定术，术后指导患者进行手指功能锻炼或辅助康复支具，若术后3个月神经损伤无恢复者，再行神经探查术。

4. 术前必要时复查患者各项指标，如血红蛋白、肝肾功能、心电图等与手术密切相关的指标。

5. 术前一天停常规医嘱，开术前医嘱，及时告知患者及家属手术相关事宜，签署各种手术治疗相关的知情同意书、术前小结等文书。

6. 术前30min使用一代或二代头孢类抗生素预防感染。

7. 手术方式选择以下两种方式。

(1) 首选透视下闭合复位，交叉克氏针固定（图9-2）；从肱骨内髁打克氏针时注意避免损伤尺神经。

(2) 闭合复位困难者，行切开复位交叉克氏针固定。

（四）术后处理及随访

1. 及时完善术后医嘱，给予消炎、镇痛等对症治疗。

2. 伤口干燥无明显渗出者，可无须换药；注意观察针眼渗出情况，是否有克氏针松动。

3. 术后需石膏托辅助固定3周，石

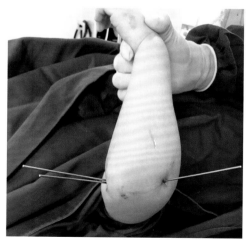

▲ 图9-2　儿童肱骨髁上骨折闭合复位克氏针内固定外观照片

膏固定期间指导患者行手指及肩关节的功能锻炼：3周后拆除石膏托，带克氏针进行肘关节功能锻炼，术后6周根据复查X线片情况，拔除克氏针。

4. 术后第2天、术后3周、6周复查患侧X线片，必要时可行三维CT检查。建立门诊随访档案，是否会出现骨折畸形愈合及后期肘内翻、外翻畸形。

二、儿童先天性髋关节脱位

儿童先天性髋关节脱位，又称发育性髋关节脱位（developmental dysplasia of the Hip，DDH）或发育性髋关节发育不良及髋发育不全，是小儿比较常见的先天性畸形之一，股骨头在关节囊内丧失其与髋臼的正常关系，以致在出生前及出生后不能正常发育。以后脱位多见。先天性髋关节脱位出生时即存在，女多于男，比例约6∶1，左侧比右侧多一倍，双侧者较少。

（一）入院评估

1. 病史询问：包括父母婚姻史（是否近亲结婚）、母亲怀孕期间的疾病史（包括是否服药、接受辐射等）、是否正规产检、生产史（顺产、剖腹产）、家族史及遗传史（是否有类似患者）。

2. 专科病史询问：何时发现异常（新生儿常规体检发现、母亲发现、出现异常步态），既往诊疗经过及疗效。

3. 体格检查：由接诊医师及时完成体格检查，观察患儿的步态（跛行为单侧脱位，"鸭步"为双侧脱位）、双侧臀纹是否对称，双下肢是否等长，患侧髋关节活动检查（双侧对比检查），对于不完全脱位者有些体征不明显，门诊容易漏诊。重点注意先天性髋关节脱位的专有体征。

(1) 蛙式试验：适合门诊筛查；蛙式试验外展角＜60°高度怀疑先天性髋关节脱位。

(2) Allis征：单侧完全脱位者阳性。

(3) Ortolani征（弹进试验）和Barlow征（弹出试验）：双侧对比，反复轻柔操作。

(4) Trendelenburg试验：患侧臀肌无力导致健侧臀部下垂。

4. 完善分型：单纯型（常见），又分为髋关节不稳定（或髋关节发育不良）、髋关节半脱位、髋关节全脱位；畸胎型（少见），常为双侧脱位，多合并其他先天畸形。

5. 特别注意记录门诊病历的完善，DDH的漏诊是医生被诉讼常见原因。

（二）入院处理

1. 完善各项检查，主要包括几项。

(1) 超声检查：因为3个月以内患儿的髋关节大部分为软骨组织，拍X线片不容易发现病变，所以需进行髋关节的超声检查，以明确诊断是否存在髋关节脱位。正常 α 角＞ 60º，β 角＜ 55º（图 9-3），若患儿两角大于正常范围，则需拍骨盆 X 线片，根据测量值判断是否为先天性髋脱位。

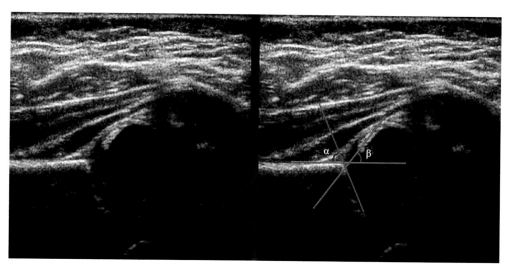

▲ 图 9-3　超声检查测量儿童髋关节 α 角和 β 角

（2）X 线检查：＞ 3 个月的患儿行 X 线片检查，注意 X 线片检查的几个指标：Perkin 象限（正常股骨干骺端在内下象限），髋臼指数（正常新生儿＞ 30°，1 岁＜ 25°，12 岁 10°～15°），CE 角（正常 20°～40°，＜ 15° 表示有脱位），Shenton 线是否连续。

（3）CT 检查：需行三维 CT 检查，了解股骨颈干角、前倾角及髋臼的发育情况。

（4）检验及辅助检查：行血常规、尿常规、便常规、血生化检查、术前免疫、血型、出凝血时间检查及心电图、小儿胸部 X 线片检查。

2. 一般处理：及时完善入院常规医嘱，包括护理等级等。

（三）专科治疗

先髋的治疗主要以患儿年龄及先髋分型为参考。

1. 出生至 6 月龄患儿。

（1）可复位者予 Pavlik 挽具矫正，2～3 未复位者予手法复位和蛙式石膏固定；复位并稳定 4～6 周后改夹板固定直至 X 线正常。

（2）固定脱位及畸胎型先髋，手法复位蛙式石膏固定，定期更换石膏固定及复查 X 线片，直至 X 线片正常。

2. 6—18 月龄患儿。

(1) 闭合复位髋人字石膏固定，复位后 CT 检查证实复位，第 6 周更换髋人字石膏固定至 12 周；第二次拆除石膏后第 3、6、12、18、24、36、48 个月复查骨盆平片，直至 X 线片正常。

(2) 闭合复位失败，予切开复位髋人字石膏固定，CT 证实复位（后续治疗同上）。

3. 18—30 月龄患者，手术治疗为主。

4. 术前 1 天停常规医嘱，开术前医嘱，及时告知患者及家属手术相关事宜，签署各种手术治疗相关的知情同意书、术前小结等文书。

5. 术前 30min 使用一代或二代头孢类抗生素预防感染。

6. 术前准备除了常规的术前检查外，还要做以下准备。

(1) 备血，提前通知输血科分 100 毫升 / 袋。

(2) 麻醉后导尿，预先准备小儿导尿包，尿管出院前拔除。

(3) 跟患儿父母充分的沟通，详细解释该病的复杂性，预后可能出现的股骨头坏死、关节功能障碍及再脱位等。

7. 手术方式选择。

(1) 完全脱位型采用改良的 Dega 截骨 + 股骨短缩旋转内翻截骨术（手术记录需详细描述手术的要点）：Bikini 泳装切口，注意勿损伤股外侧皮神经；充分松解关节囊周围软组织；切除圆韧带及增厚的盂唇；清理髋臼内脂肪组织及切断髋臼横韧带；切断髂腰肌腱性部分；确定股骨旋转角度及内翻角度。

(2) 大于 6 岁患儿，采用改良 Chiari 骨盆内移骨截骨术（手术记录需详细描述手术的要点）；用线锯从坐骨大切迹向外锯 1.5cm，再用弧形凿子从真臼上缘斜向上向内截骨；关节囊有效的紧缩重建。

（四）术后处理

1. 术后即刻行患侧单髋石膏固定，固定后透视确定无再脱位。注意石膏腹部的开窗及边缘是否有切割皮肤。

2. 观察末梢血供及足趾活动情况。

3. 术后 24h 常规使用抗生素预防伤口感染。

4. 术后第 2 天复查血常规，判断是否贫血，必要时输血。

5. 患侧稍垫高，防止尿液渗入伤口。

6. 复查骨盆平片及三维 CT。

7. 术后单髋石膏固定 12 周，期间更换石膏 1～2 次。

8. 必须连续随访：复查骨盆平片，术后 3 年内 6 个月 1 次，3 年后 1 年 1 次，以后 3 年 1 次直至骨骼成熟（可在出院医嘱中交代）。

下篇　骨科急危重症处理流程

第 10 章　骨筋膜间室综合征处理流程

一、定义

骨筋膜间室综合征（osteofascial compartment syndrome），即由骨、骨间膜、肌间隔和深筋膜形成的骨筋膜内肌肉和神经因急性缺血、缺氧而产生的一系列症状和体征，又称急性骨筋膜间室综合征、骨筋膜隔室综合征。

二、病理生理

1. 筋膜间室压力升高的原因。

(1) 筋膜间室容体减小：包扎过紧，如绷带、石膏、夹板；局部压迫。

(2) 筋膜间室内容物体积增加：出血；毛细血管通透性增加（缺血再灌注、烧伤、蛇咬伤）。

2. 缺血耐受的时间窗（注意研究间差异较大）：根据缺血的不同时间和程度，可以分为濒临缺血性肌痉挛（早期）、缺血性肌痉挛（中期）和坏疽三期（晚期）。

(1) 肌肉：2～4h → 出现功能损害；8h → 不可逆性改变。

(2) 神经：1h → 可逆性改变；6h → 不可逆性改变。

(3) 因此，如果在出现症状 6h 内切开减压，肢体功能几乎可以完全恢复。缺血 6h 是可以接受的上限。

3. 骨筋膜间室综合征不仅仅是局部问题，而且是全身问题。低血压、休克、脓毒血症、肾衰竭、酸中毒、高血钾、心律不齐是常见的全身病理改变。

三、入院评估

1. 专科病史询问：包括外伤性质、时间、机制、部位、出血情况及伤后处理经过。

2. 一般病史询问：与病例内容相关的病史，尤其是可能存在的影响后续治疗的基础疾病。

3. 专科评估：由于骨筋膜间室综合征的起病隐匿，进展迅速，预后差，因此推荐临床医师在接诊肢体创伤患者时常规进行骨筋膜间室综合征风险评估。

存在下述危险因素之一的患者应在伤后的 24h 内至少每 4 小时动态评估一次，临床疑诊骨筋膜间室综合征的患者需每 30 分钟动态评估一次直至排除骨筋膜间室综合征诊断。当成人患者出现以下 7 项典型症状和体征中任一项时，应给予高度重视：①患肢与临床原发损伤不符的持续加重的剧烈疼痛，给予充分合理的制动、镇痛治疗后疼痛仍不能有效缓解；②被动牵拉指（趾）时剧烈疼痛（pain）；③患肢明显肿胀无弹性、严重压痛，触诊时感到室内压力增高；④患肢颜色改变；⑤远端肢体脉搏较健侧减弱甚至消失（pulesless），肢体温度改变，皮温降低，皮肤苍白发绀（pallor），并部分患者出现大理石花纹；⑥患肢感觉异常（paresthesias）；⑦患肢麻痹（paralysis）。

若高危患者出现①～⑦中任一项需考虑为临床疑似骨骨筋膜间室综合征病例。尤其对于不能配合查体的患者（如儿童、昏迷或者麻醉后的成人患者）更应重视骨骨筋膜间室综合征的风险评估。

骨筋膜间室综合征核心问题是筋膜间室内压力增高导致的组织缺血、缺氧，患肢出现不断加重的剧烈疼痛及被动牵拉痛。因此，根据典型的病史、临床症状和体征快速、有效地判断肢体缺血、缺氧状态是早期筛查骨筋膜间室综合征的关键，测量筋膜间室内压力是重要辅助手段。这就要求首诊医师在第一时间根据患者的主诉和典型症状、体征迅速评估其高危因素，为及时早期治疗争取时间，尤其是对骨筋膜间室综合征好发的小腿和前臂骨折患者需高度警惕。院内评估应重视循环的评估，包括心率、血压（舒张压）、外周动脉搏动、四肢温度、皮肤颜色、毛细血管再充盈时间、意识状况及尿量。

四、入院处理

1. 完善各项检查

(1) 筋膜间室压力（intracompartment pressure，ICP）测定：ICP 测定是目前诊断骨筋膜间室综合征的有效辅助手段，尤其适合于经验不足的医生以及不能配合检查的患者（如儿童、昏迷无意识或者麻醉后的成人患者）。诊断骨筋膜间室综合征的临界值推荐采用压差 ΔP（ΔP= 舒张压筋膜间室内压），当 ΔP 值 $\leqslant$ 30mmHg（1mmHg=0.133kPa）时，即可确诊骨筋膜间室综合征。根据实际临床条件，可采用 Whitesides 法、Matesen 导管法、Mubarak 灯芯导管法、Stryker 或垂直水柱测压法监测。对于测压部位的选择，应根据临床表现选择性测量相应筋膜间室内压力。多数情况损伤肢体并非所有筋膜间室同时受累，例如小腿骨折患者，前侧和后侧深筋膜间室最易受累；而对于小腿挤压伤患者，往往所有筋膜间室皆受累及。同时，测量受伤区域附近所有的筋膜间室内压力，以获得最准确数值（图 10-1）。持续、动态 ICP 监测的灵敏度和特异度高，误诊率和假阳性率低，根据患者的早期症状和体征，结合压力监测有助于诊断或排除骨筋膜间室综合征。当采集病史困难，临床症状体征不确切或医师经验不足时，建议进行持续、动态的 ICP 监测作为首要常规检测手段，同时结合体格检查进行综合衡量。

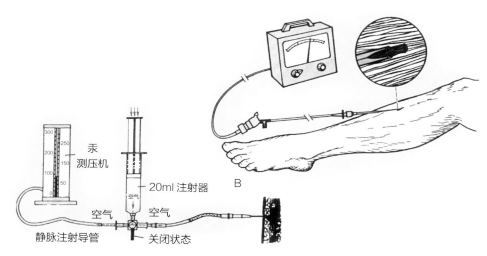

▲ 图 10-1 小腿筋膜间室压力测定示意

（2）检验及辅助检查：血清乳酸盐、血清肌钙蛋白和肌红蛋白尿等有助诊断骨筋膜间室综合征。肌酸激酶、肌红蛋白、脂肪酸结合蛋白升高是肌肉组织缺血的早期标志。肌红蛋白和脂肪酸结合蛋白在肌肉缺血 30min 后显著上升，24h 回落到基线；肌酸激酶在肌肉缺血后 2h 达到高峰，且伤后 48h 仍较正常值高。镇静和机械通气患者下肢术后血清肌酸激酶大于 2000U/L 提示发生骨筋膜间室综合征可能。

（3）骨筋膜间室综合征无创监测包括脉搏血氧饱和度监测、近红外线光谱、肌电图、MRI、超声、动静脉彩超和血管造影检查，尤其是对于创伤引起的下肢股骨髁粉碎性骨折患者，双下肢的血管检查对排除下肢主要血管损伤，有利于发现骨筋膜间室综合征和危险因素，这些无创辅助方法其对骨筋膜间室综合征的早期诊断是否具有指导意义目前仍不清楚，还需要更多临床数据的支持。

2. 入院医嘱

及时完善入院常规医嘱，包括护理、饮食等级等。

五、专科治疗

1. 对症治疗

对于早期怀疑骨筋膜间室综合征的患者，应积极根据病因解除外部因素带来的压迫，改善微循环，延缓病情的发展，如拆除患肢石膏或夹板改为支具托；对于下肢骨折的患者，可使用骨牵引术恢复肢体长度并稳定骨折可以降低筋膜间室内容积。同时，抬高患肢至心脏水平，但不建议抬高超过患者心脏水平，避免加重肢体缺血。根据病情需要可予持续吸氧，药物消肿如湿敷硫酸镁或静脉滴注甘露醇，并监测肾功能及血电解质等。

2. 筋膜间室切开减压术

对于已确诊的骨筋膜间室综合征患者，应立即行筋膜间室彻底切开减压术，建议在伤后6～8h内彻底减压，最迟不能超过12h。若患者因病情危急无法送入手术室手术，可于床旁在确保洁净消毒、铺巾的情况下行筋膜间室切开减压术。及时彻底、完全的筋膜间室切开减压是必须坚决贯彻的原则。切口需足够长，最好涵盖整个筋膜间室纵轴长度；其次，对患肢所有的筋膜间室行广泛完全切开以释放压力时，应避免损伤重要的血管及神经。此外，在设计选择减压切口时需兼顾到后期行骨折复位内固定的需求。对于无经验的临床医生，推荐采用双切口手术方法以确保彻底减压。

(1) 对于发生在小腿的骨筋膜间室综合征，推荐行减压、双切口、4个筋膜间室切开术；然而亦有文献报道对于小腿骨折合并骨筋膜间室综合征患者建议单一外侧切口（图10-2），而对于小腿挤压伤及血管源性损伤的骨筋膜间室综合征患者，建议内外侧双切口。

(2) 对于发生在大腿的骨筋膜间室综合征，推荐行外侧切口筋膜间室减压术（图10-3），必要时可另做内侧切口辅助减压。

(3) 对于足部的骨筋膜间室综合征，推荐行第2、4跖骨的2个背侧切口筋膜间室减压术。

(4) 对于发生在前臂的骨筋膜间室综合征，推荐行前臂掌侧S形曲线切口（图10-4）和背侧直切口筋膜间室减压术。

(5) 对于发生在手指的骨筋膜间室综合征推荐侧方减压切口。

(6) 如果患者合并骨折，可以急诊使用外固定架或支具等方法来稳定骨折。术前存在神经损伤症状者，应同时行相应的神经探查；合并重要血管损伤者，应一期修复。对已明确发生不可逆的神经、肌肉、血管等肢体损伤的患者不推荐再进行筋膜间室切开减压术。若患者出现类似挤压综合征，患肢肌肉广泛坏死、溶解，大量坏死物释放，建议积极抗感染治疗及行坏死肌肉彻底清创的保肢手术；若患者病情进一步加重，出现严重感染甚至脓毒血症的风险增加，可能导致筋膜间隔室切除或截肢。

(7) 虽然小儿的骨筋膜间室综合征早期干预方式和必要时尽早行预防性筋膜切开与成人相似，但小儿诊断和治疗时间窗口较成人长，切开减压时机可酌情延长。对于已经出现肌肉和神经损伤的迟诊患儿，无论是否已经处于病程晚期，建议仍需行筋膜切开减压，因为并无可靠的证据证明诊断时效与预后呈线性相关，其次小儿的神经、肌肉等修复能力强，永久性的神经损伤少见，综合考虑认为手术利大于弊。

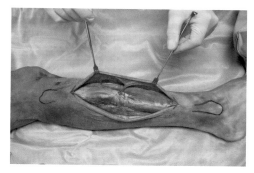

▲ 图 10-2　单一外侧切口减压小腿骨筋膜间室综合征

切口沿腓骨外侧缘切开，近侧位于腓骨头远端 5cm，远端位于腓骨长短肌腱、肌交界处

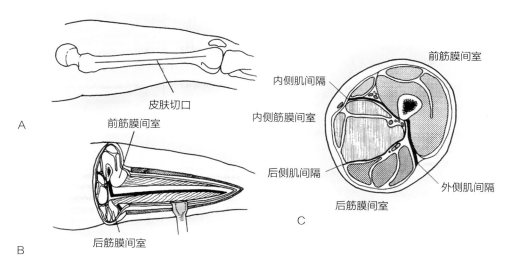

▲ 图 10-3　外侧切口行大腿筋膜间室减压术示意图

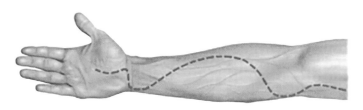

▲ 图 10-4　前臂骨筋膜间室综合征掌侧 S 形曲线切口

3. 骨折固定和创面修复

在行筋膜间室切开减压术时，需同时治疗骨折脱位、血管损伤等原发病因。对于合并长骨骨折的患者，因为其开放性减压术伤口内行早期内固定有可能导致钢板污染和深部感染，建议采用外固定架、克氏针等进行骨折端临时固定。骨折稳定后联合负压封闭引流装置，可有效覆盖创面并清除筋膜间室内渗出液，利于消肿及减少感染风险，刺激创面肉芽组织生长，缩短伤口闭合时间。对于长骨骨折合并骨筋膜间室综合征的患者，在行筋膜切开减压术后，可以选择外固定架或内固定对骨折进行稳定固定。

六、术后处理

1. 二次清创观察应在最初清创后 48～72h，目的是进一步清创清除失活组织，直至无失活组织。

2. 减压术后的创面建议在术后 1～2 周（即肢体肿胀消退后）进行延期手术缝合为佳，如能直接缝合切口最为理想，如若不能则不宜勉强，否则易引起骨筋膜间室综合征复发，建议采用全厚皮游离植皮、肌皮瓣转移、皮肤牵张等技术闭合切口。要尽可能关闭切口以减小诸如感染、脱水、截肢等并发症的发生。

3. 上肢悬吊并用支具固定于手内在肌伸展位。通常在闭合创面后的 2～3 天内，当肿胀一开始消退时就要轻柔、持续地活动手、腕及肘部。皮瓣或植皮区邻近关节可能限制活动，但未受限制关节要主动活动。

七、康复

1. 筋膜间室减压术后对患者进行适度的心理干预、精神抚慰是十分必要的。临床医护人员应加强对患者及家属的宣教，避免其恐惧、紧张、焦虑等不良情绪，保持心情舒畅。同时在饮食方面宜进食清淡、易消化食物。

2. 不论采用何种治疗策略，术后均应重视康复功能锻炼，以降低失用性骨质疏松、关节僵硬、足下垂等并发症的发生率。建议针对不同患者的特点及治疗方案采用个性化的术后康复策略，让患者尽快重返社会，改善生活质量。

第11章　挤压综合征处理流程

一、定义

挤压综合征（crush syndrome）是指人体四肢或躯干等肌肉丰富的部位遭受重物（如石块、土方等）长时间的挤压，在挤压解除后出现身体一系列的病理生理改变。

二、病理生理

在肌肉丰富的部位，如大腿、上臂、臀部、小腿后部等遭受重物砸压伤以后，由于肌肉出血、大量渗出，导致局部严重肿胀，肌肉组织可发生坏死，并释放出大量的代谢产物，如肌红蛋白、钾离子等。肌肉缺血缺氧、酸中毒可使血钾浓度迅速升高。肢体挤压以后出现的低血容量休克使周围血管收缩，肾脏可表现为缺血甚至发生坏死，功能下降。在休克时机体会释放一些血管收缩物质如，5-羟色胺、肾素等可加重肾小管的损害。肌肉组织坏死后释放的大量肌红蛋白经肾小管滤过时，在酸中毒酸性尿情况下，可沉积于肾小管，形成肌红蛋白管型，更加重肾脏的损害程度，最终导致急性肾衰竭。

三、入院评估

1. 专科病史询问：包括外伤性质、时间、机制、部位、出血情况及伤后处理经过。

2. 一般病史询问：与病例内容相关的病史，尤其是可能存在的影响后续治疗的基础疾病。

3. 专科评估：挤压综合征需综合受伤史、临床表现和实验室检查结果做出诊断。挤压综合征常常合并肢体、胸部和腹部等多脏器损伤，多专业、多学科的联合参与对伤员的分诊和病情诊断十分关键。

4. 主要依据下述临床症状及体征进行诊断：重物压伤史及骨筋膜间室综合征相关表现。

(1) 肌肉坏死特征：皮肤表面未见异常但皮肤覆盖的肌肉坏死；坏死面积大，相较于浅层肌肉坏死、深层肌肉坏死更为严重；在同一块肌肉中，正常肌肉和坏死肌肉互相交织，肌肉广泛坏死但界限不明确。

(2) 骨筋膜间室综合征诊断标准：外伤后肢体肿胀严重，剧烈疼痛；被动牵拉试验阳性；血管搏动减弱或消失；测压时筋膜间室内压明显升高。

(3) 闭合性挤压综合征：对于开放性挤压综合征，多数患者可得到明确诊断。由于闭合性挤压综合征部分患者早期皮肤表面、肢体感觉均无异常，但随着时间的延长，症状逐渐显现并加重，故对于被埋获救人员，要密切关注其肢体感觉改变，尽早给予诊治，避免延误。

四、入院处理

1. 完善各项检查：因挤压综合征的发生病理生理因素为横纹肌溶解，故实验室检查多以横纹肌溶解相关指标对挤压综合征进行评价。横纹肌溶解产生的肌红蛋白是导致急性肾衰竭的重要因子，因此血钾、血清肌酐、血尿素氮、肌酸激酶等物质水平大幅升高已成为实验室检测挤压综合征的重要指标。

(1) 挤压综合征患者尿液中普遍存在白细胞、红细胞及管型细胞。

(2) 急性肾衰竭少尿期患者不但呈现肌红蛋白尿、血红蛋白尿，还存在低钠排泄分数＜1%，血清肌酐水平从 1.1mg/dl 大幅升高到 6.9mg/dl。

(3) 横纹肌溶解症患者急性肾损伤的发生率为 61.4%，病死率 19.8%，白细胞计数、血清磷升高、甘油三酯水平升高，凝血酶原时间延长等是导致横纹肌溶解症患者发生 Ⅱ～Ⅲ 期急性肾损伤的危险因素。

(4) 高肌红蛋白、低蛋白血症是导致横纹肌溶解症患者发生急性肾损伤的独立危险因素。

2. 入院医嘱：及时完善入院常规医嘱，包括护理、饮食等级等。

五、专科治疗

1. 对患者应进行系统检查，明确伤员的病情，包括骨筋膜间室综合征、急性肾损伤以及合并其他部位创伤进行评估。

2. 关注生化指标改变，特别是高钾血症、低钙血症、代谢性酸中毒、脱水，合并肺部损伤可出现混合型酸碱平衡失调，补液不当可出现低钠血症等。水、电解质和酸碱平衡的紊乱常常导致心律失常、猝死的发生，应予以高度重视。

3. 手术治疗。

(1) 切开减压：对于明确骨筋膜间室综合征诊断的患者，应早期实施充分筋膜和肌膜的切开减压，避免发生急性肾衰竭。

(2) 早期截肢：对已经坏死的肢体早期实施截肢，注意残端感染或残端继续坏死。

(3) 彻底清创引流：同时要注意临床表现不明显的臀部、腰部肌肉坏死的存在，并行手术清除，减少各种毒素入血，减轻对机体的进一步损害。对于肌肉坏死严重的大面积创面不可一期闭合，需多次换药清创，彻底清理坏死肌肉，必要时行封闭式负压引流。

4. 血液净化治疗：应尽早对患者进行血液净化治疗，以清除机体各种有害物质，维持内环境的稳定。

(1) 治疗时机：受到长时间挤压的患者，出现少尿、无尿、氮质血症以及高钾血症、酸中毒等电解质和酸碱平衡紊乱，经补液治疗后无明显好转；如果补液 3L 以上仍无尿，合并容量超负荷的患者，应尽早进行血液净化治疗；无论早期或晚期血液净化，病死率差别不大，但早期开始治疗能明显缩短住院时间，微循环恢复也更好。

(2) 血液净化模式的选择：应依据当时所具有的医疗条件，对于无多脏器损伤、呼吸和循环状态稳定的伤员，可以采用血液透析或腹膜透析（应除外腹部脏器的损伤）。出现下列情况应尽早进行持续性肾脏替代治疗（continuous renal replacement therapy，CRRT）：①合并多脏器损伤或出现多脏器功能障碍综合征（multiple organ dysfunction syndrome，MODS）；②血流动力学不稳定；③血液透析或腹膜透析难以控制的容量超负荷；④严重感染、脓毒血症；⑤高分解代谢状态：每日递增血消肌酐＞44.2μmol/L，尿素氮＞3.57μmol/L，血钾＞1mmol/L；⑥难以纠正的电解质和酸碱平衡紊乱。

(3) CRRT 治疗处方设定：一般可采用 Port 配方，并根据具体情况进行调整。

① Port 配方：第一组为等渗盐水 1000ml+10% 氯化钙 10ml，第二组为等渗盐水 1000ml+50% 硫酸镁 1.6ml，第三组为等渗盐水 1000ml，第四组为 5% 葡萄糖溶液 1000ml+5%NaHCO$_3$ 250ml。

② Port 配方的调整：依据伤员的血钾水平加入不同剂量 10% 氯化钾；依据伤员的血钙水平调整第一组中的 10% 氯化钙剂量，必要时给予一定剂量的 10% 葡萄糖酸钙持续静脉滴注；为降低血糖浓度，可将第四组的 5% 葡萄糖溶液 1000ml 更改为 5% 葡萄糖溶液 200ml ＋注射用水 800ml，必要时可加入普通胰岛素，应控制患者的血糖水平维持在 8～10mmol/L；对于血钠浓度＜125mmol/L 的伤员，应设定高于实际血钠浓度 10～15mmol/L 的置换液，经过若干次治疗平稳纠正，每日患者血钠浓度上升速度不宜超过 10～15mmol/L；对于血钠浓度＞150mmol/L 的伤员，应设定低于实际血钠浓度 2mmol/L 左右的置换液、并给予充分补充等渗液体，缓慢纠正高钠血症。

六、术后处理和康复

1. 切开减压
同骨骨筋膜间室综合征相关部分。

2. 截肢
截肢的康复应该从术后早期开始，术后早期的康复内容主要是促进伤口愈合、镇痛、恢复活动、残端皮肤准备、心理支持、日常生活活动练习、截肢适应和安装临时义肢等。通过锻炼达到保持关节的功能体位、增加活动范围、防治残肢关节挛缩和畸形的目的。如术后情况稳定，手术区疼痛减轻时就可以在床上活动及做床上保健操，内容包括健肢的运动、腹背肌练习及呼吸操、早期活动利于防止并发症。另外，还应保持适当姿势以防止关节挛缩。下肢截肢者单足站立、跳跃训练等有助于全身肌肉协调、平衡和体力的恢复。有的残疾人截肢后皮肤紧绷，有的皮肤与骨骼有粘连，儿童残肢骨骼生长快而皮肤生长慢，因此截肢者应经常用手推移皮肤，向远端拉长皮肤，以防止穿戴义肢造成皮肤损伤，还应拍打或按摩局部皮肤增加其耐压强度。

(1) 硬性包扎：手术结束通常将截肢残端用石膏管型固定。应遵守常规的石膏处理注意事项。固定时正确使用义肢残端套，在所有骨性突起部位使用良好的塑形的垫子加以衬垫，并采用特殊的悬吊技术，同时将带有义肢的金属支架连接干石膏上，并正确调整对线、对位以利行走。

(2) 术后肢位：引流通常在术后48h后去除。指导患者在卧床、坐立和站立时保持残端的正确位置，通过抬高床脚而升高残端，这有利于控制血肿和术后疼痛。勿将残端放在下垂的位置。对于大腿截肢的患者，提醒患者不要将枕头放在大腿之间或残端之下，或用其他方法将残端置于屈曲或外展的位置。

(3) 断端的处理：为了改善截肢后断端的血液循环并且保持肌肉的生理性张力，使缝合固定的肌肉早期开始主动运动，逐步加入抗阻力运动。大腿截肢后，先开始进行髋关节的伸髋、内收、外展、内旋的主动运动，然后进行抗阻力训练，尤其是增强髋关节的外展肌力。小腿截肢后，练习膝关节的主动伸屈运动以增强股四头肌的力量。同样，上肢截肢后也要通过主动运动来增强肌力，前臂截肢后进行屈肌和伸肌的等长收缩训练，对准备安装义肢十分重要。

第 12 章　脂肪栓塞综合征处理流程

一、定义

脂肪栓塞综合征（fat embolism syndrome）是由于骨折、手术、软组织损伤或烧伤等原因，致使患者骨髓或其他组织中的脂肪和脂类物质进入血液，进而造成肺、脑和皮肤等器官的血管堵塞，导致患者出现呼吸困难、意识模糊和皮肤瘀斑等症状的一类临床综合征。

二、病理生理

1. 骨髓溢出

长管骨髓腔是一个完全封闭的腔隙其内充满蜂窝状血窦，窦外为骨髓组织，它可通过窦上皮细胞的间隙与血窦内的血液进行物质交换。长管骨骨折、骨折内固定、关节置换术等均可使髓腔容积减小，导致髓内压增高，窦上皮细胞两侧压力平衡被破坏，骨髓溢出至静脉内，随着血液回流进入全身血循环。

2. 肺部脂肪栓塞

骨髓溢出进入血循环，可激活凝血机制。同时由于关节置换术或骨折切开复位术中体位改变以及下肢手术中常常使用止血带，均可引起下肢静脉阻塞。血液高凝状态和静脉阻塞可导致骨髓成分聚集，形成微血栓甚至较大的混合性血栓，并可随着血液回流通过右心进入肺部导致栓塞。静脉受阻、血液呈高凝状态以及局部溢出的骨髓所产生的活性介质作用可引起静脉系统血管内膜损伤，导致下肢静脉栓塞。凝血机制被激活后，大量凝血因子被消耗，临床上可出现出血倾向。

3. 呼吸功能衰竭

含有骨髓成分的微血栓或较大的混合性血栓可引起肺动脉栓塞，使血流受阻，继而导致肺上皮细胞损伤，出现间质性肺水肿或间质肺泡混合性肺水肿，从而使肺呼吸功能不同程度受限。肺血流阻塞、肺动脉高压以及肺淤血等，均可引起右心超负荷，严重者可致右心功能不全，甚至死亡。脑水肿、出血以及骨髓微小血栓所引起的颅内血管栓塞等因素作用，均可导致脑细胞缺氧，出现意识模糊、意识丧失、昏迷等临床表现。

三、入院评估

1. 专科病史询问：包括外伤性质、时间、机制、部位、出血情况及伤后处理经过。

2. 一般病史询问：与病例内容相关的病史，尤其是可能存在的影响后续治疗的基础疾病。

3. 专科评估：脂肪栓塞综合征是一种潜在的致命并发症，通常与股骨骨折和涉及股骨的矫形手术（如膝关节置换术）有关；②脂肪栓塞综合征也常发生在创伤后和整形美容手术期间。在体外循环术、胰腺炎、严重烧伤、镰状细胞性贫血和静脉脂质输入时有可能引起脂肪栓塞综合征。

四、临床表现

脂肪栓塞综合征临床表现典型症状是呼吸窘迫、神经系统改变和皮肤瘀点、斑疹。

1. 肺部表现

(1) 多数患者在创伤后 24～72h 首先出现典型的肺部症状。

(2) 除大的脂肪栓子发生栓塞可引起急性心肺功能衰竭外，脂肪栓塞综合征的临床症状多是起病隐匿，伴有呼吸困难、呼吸急促、低氧血症或全身性 ARDS 症状。

(3) 约 50% 的脂肪栓塞综合征患者出现呼吸系统恶化、低氧血症、肺水肿和肺顺应性下降，需要进行机械通气治疗。

2. 神经表现

(1) 80% 脂肪栓塞综合征患者会出现神经症状，通常出现在肺部症状之后。

(2) 表现为嗜睡、神志不清、烦躁不安、谵妄、癫痫和昏迷，并可发展为局灶性缺损，如偏瘫和失语症以及癫痫和昏迷。多数神经系统症状在有效治疗后可以消失。

(3) 长骨骨折后伴发癫痫或无相关骨科创伤出现的癫痫也可能是发生了脂肪栓塞综合征，无骨折发生癫痫的脂肪栓塞综合征发病机制被认为是继发于软组织损伤。

(4) 难治性癫痫持续状态和非惊厥性癫痫持续状态可能是脂肪栓塞综合征的主要神经学表现。

3. 皮肤表现

(1) 皮肤瘀点、斑疹是脂肪栓塞综合征典型症状，20%～60% 脂肪栓塞综合征患者会出现皮肤瘀点、斑疹。

(2) 皮疹最常发生在身体的非依赖性区域，如前胸、口腔黏膜、结膜、颈部和腋窝。

(3) 瘀点通常在最初的发病后 24～48h 出现，1～7 天可消失。

(4) 皮肤临床表现通常发生在肺部表现之后。

4. 其他表现

脂肪栓塞综合征临床表现除常见三大经典症状外，还会发生一些其他症状，如发热、心肌缺血或梗死、肺心病、低血压、视网膜病变、黄疸、少尿或无尿、血脂尿、贫血、血小板减少、凝血功能异常和休克。

五、诊断

1. 实验室检查

目前还没有针对脂肪栓塞综合征诊断的特有生物标志物。

(1) 血红蛋白和血小板减少及炎症相关指标、肌酶、肌钙蛋白 I、D- 二聚体升高，同时血液和尿液中也观察到脂肪滴可以作为脂肪栓塞综合征的辅助诊断指标。其中创伤后患者如果炎症因子 IL-6 持续升高对脂肪栓塞综合征诊断具有一定的预测价值。

(2) 支气管肺泡灌洗后在灌洗液中检测出脂质包涵体也对脂肪栓塞综合征诊断具有一定参考价值。

(3) 中性脂肪浓度变化早期预测脂肪栓塞综合征发生率。

2. 影像学检查

可以作为一种有效诊断脂肪栓塞综合征手段。

(1) X 线片：脂肪栓塞综合征患者最典型表现为中上肺野出现明显的磨玻璃和斑片状影，形似"暴风雪"样改变（图 12-1）。

(2) CT：高分辨率应用效果显著优于 X 线片检测，可用于早期诊断和鉴别诊断。CT 结果表现为磨玻璃影、结节影、实变影、斑片状影及小叶间隔增厚。对

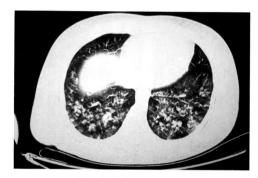

▲ 图 12-1　脂肪栓塞综合征患者肺部典型的"暴风雪"样改变

于有神经症状的脂肪栓塞综合征患者进行脑部 CT 检测是必要的，脑部 CT 结果表现为弥漫性水肿伴弥漫性出血，但早期患者 CT 结果通常呈阴性，对于鉴别诊断排除脑损伤具有一定的临床意义，而对早期诊断脑脂肪栓塞依然具有局限性。

(3) MRI：有必要对可疑脂肪栓塞综合征患者进一步行头颅 MRI 检测，T_2 加权像典型地表现为"星空征"，伴有多个、小的、不融合的和高强度的损伤。这些病变在弥散加权成像上是亮的，而在易感加权序列上则是暗。对于可疑脂肪栓塞综合征患者应早期行头颅 MRI 检测，有助于早期诊断早期治疗，提高患者生存率。

3. 诊断

目前脂肪栓塞综合征还没有统一的诊断标准和临床标准，诊断常基于症状和体征进行排除诊断，常用的诊断标准有以下几种。

(1) Gurd 标准：分为主要标准、次要标准和参考标准。

①主要标准：皮下出血；呼吸系统症状及肺部 X 线病变；无颅脑外伤的神经症状。

②次要标准：动脉血氧分压低于 8.0kPa（60mmHg）；血红蛋白下降（10g 以下）。

③参考标准：心动过速、脉快；高热；血小板突然下降；尿中脂肪滴及少尿；血中游离脂肪滴。

④确诊标准（符合以下三条中的一条即可）：2 项以上主要指标；1 项主要指标 +2 项次要指标；1 项主要指标 +4 项以上参考指标。

⑤疑似标准：1 项次要指标 +4 项以上参考指标。

(2) Lindeque 标准：氧分压＜ 8kPa（60mmHg）；二氧化碳分压＞ 7.3kPa（55mmHg）；呼吸困难、心动过速、焦虑。

(3) Schonfeld 脂肪栓塞综合征评分系统：皮肤点状出血（5 分）；胸部 X 线片上弥漫的斑片影（4 分）；低氧血症（3 分）；发热（1 分）；心动过速（1 分）；呼吸急促（1 分）；意识模糊（1 分）。总分＞ 5 分可诊断脂肪栓塞综合征。

(4) 王亦璁参考诊断标准：在 Gurd 基础上进一步概括提出脂肪栓塞综合征参考诊断标准。

①早期诊断：骨折创伤史；显著低氧血症（经年龄矫正后，动脉血氧分压＜ 70mmHg），不能用其他原因解释者；虽无 Gurd 主要指标，但有相应的参考指标（第 6、7 项血清脂肪酶升高、血清游离脂肪酸增高改为贫血和眼底改变）。

②临床诊断：骨折创伤史；明确潜伏期；显著或严重低氧血症；1 个或多个 Gurd 主要指标，以及相关的参考指标（第 6、7 项改为贫血和眼底改变）。

六、治疗

治疗原则目前临床对于脂肪栓塞综合征治疗还未形成统一有效的方案，最佳治疗方法是早期预防和早期诊断，及时给予对症支持治疗是治疗脂肪栓塞综合征的重点。

1. 呼吸支持

(1) 轻型：为心动过速、发热与动脉血氧降低（PaO_2 ＜ 60mmHg），但无意识障碍与肺水肿 X 线表现。治疗方案为经鼻导管或面罩给氧，维持动脉血氧于 9.3kPa（70mmHg）以上，必要时给予正压通气。每日做动脉血气分析 3～4 次，每日摄胸部 X 线片一次，直至不需再吸氧为止。如鼻管或面罩给氧不能维持动脉血氧于 9.3kPa（70mmHg）以上，或出现肺水肿 X 线表现者则应再列入重型处理。

(2) 重型：列入重型主要指标有意识改变（往往为第一出现症状）与动脉血氧低于 6.65kPa（50mmHg）。早期不一定有肺水肿 X 线表现，数小时后再发生。重型的病死率高，疗效与动脉血氧是否增高有直接关系。治疗原则为提高动脉血氧，务必维持于 8kPa（60mmHg）以上。在治疗过程中应系统进行血气分析和全身情况的监测，作为治疗控制指标。重症患者主张采用间歇正压通气（intermittent positive pressure

ventilation，IPPV）或呼吸末正压通气（positive end-expiratory pressure，PEEP）治疗，容量控制辅助呼吸辅以呼气末正压通气可以抑制肺水肿形成，还可使原已形成的肺水肿减轻。治疗中可使用镇静药，以吸入 40% 氧气最为合适，于治疗后 4 日如仍需控制呼吸，应做气管切开，插入有囊的气管插管以防损伤声带。动脉血氧已恢复正常而患者仍处于昏迷状态，提示有外伤后脑水肿或脑脂肪栓塞。辅助呼吸时间应尽量缩短，以防止出现肺部感染并发症。

2. 保护脑部

(1) 头部降温：以减少耗氧量，保护脑组织。体温下降 1℃，脑代谢下降 6.7%。

(2) 脱水治疗：用于治疗脑水肿。20% 甘露醇及利尿药脱水，以防肺、脑组织水肿。

(3) 镇静药的应用：与脑外伤冬眠疗法相同。

3. 药物治疗

(1) 糖皮质激素：可以稳定细胞膜，阻止前列腺素、白三烯等炎性因子释放以避免或减轻炎性反应，降低血小板的附着、防止微血管内滞留、减少溶酶体的释放，改善低血氧，减少肺、脑间质水肿。激素应用的剂量和时机问题仍存在争议。由于长期应用糖皮质激素会产生严重不良反应，在抗生素控制下应该早期、大剂量冲击治疗。注意应用抑酸药预防急性胃黏膜损伤。

(2) 白蛋白：可与在血清中多余的游离脂肪酸（FFA）结合，降低 FFA 的血液浓度，而减少其对血管的损伤。严重创伤的患者，FFA 明显升高同时血清白蛋白明显降低。这是由于创伤后患者血内 FFA 升高，白蛋白被其结合所致。所以补充白蛋白，既可降低 FFA，减轻其毒性作用，达到预防和治疗 FES 的目的，又能纠正低蛋白血症，同时白蛋白还可维持胶体渗透压，防止肺间质水肿。

(3) 利尿药：减轻肺水肿。依他尼酸与呋塞米可改变血管内渗透压，使肺水肿液回收，提高动脉血氧。使用利尿药者收缩压必须维持在 80mmHg（10.64kPa）以上才有效。血容量不足病例大量利尿后会突然产生低血压，应增加心输出量，或给予全血、血细胞以恢复血容量，晶体液亦宜少给，以防肺水肿复发。剂量：呋塞米 40mg 或依他尼酸 50mg，静脉注射，如无改变或仍有肺水肿可隔 12h 重复一次。

(4) 抑肽酶：其主要作用可降低骨折创伤后一过性高脂血症，防止脂肪栓对毛细血管的毒性作用，抑制骨折血肿内激肽释放和组织蛋白分解，减慢脂滴进入血流速度，可以对抗血管内高凝和纤溶活性。治疗剂量每日为 50 万～100 万 U，静脉滴注。

(5) 肝素：重症病例应用肝素有助于改善微循环功能，促进乳化的脂肪进入组织，降低血中乳糜微粒的数量，增加微循环的血流量。一般 12 500U，24h 匀速静脉滴注，并密切观察出血倾向。

(6) 高渗葡萄糖加胰岛素：可降低体内儿茶酚胺分泌及体脂的分解。25% 葡萄糖液 500ml，每日 1～2 次，静脉滴注。

(7) 液体：为了减少肺内液体的堆积，最初 24h 内入水量应限制于每日 20～25ml/kg。钠的进入量也应限制，可用葡萄糖液或葡萄糖盐液。

4. 高压氧

早期高压氧治疗是近年来治疗脂肪栓塞综合征成功的重要举措之一，早期明确诊断后采用高压氧配合传统药物治疗脑脂肪栓塞，可以大大减少并发症及后遗症的发生，降低致残率及死亡率，有利于患者的康复。如一般情况允许，应尽早给予高压氧治疗。

七、预防

1. 在患者全身情况稳定的前提下，尽早对骨折患者进行治疗和固定可以有效避免脂肪栓塞综合征的发生。

2. 在骨折手术治疗中，通过减少骨髓内容物和限制髓内压力的方法，也可以降低脂肪栓塞综合征发生风险。

3. 骨折患者预防性应用糖皮质激素可降低长骨骨折相关脂肪栓塞综合征发生概率，并且低剂量皮质类固醇疗法比高剂量皮质类固醇疗法更有益。

4. 对骨折患者术后加强护理也是预防脂肪栓塞综合征发生的有效方法，术后患者密切监测生命体征和动态监测血氧饱和度，及时发现异常，给予积极对症治疗。

第 13 章 创伤性失血性休克处理流程

一、定义

创伤性失血性休克是指创伤造成机体大量失血所致有效循环血量减少、组织灌注不足、细胞代谢紊乱和器官功能受损的病理生理过程。

二、病理生理

血流动力学变化如下所示。

(1) 创伤（如骨盆骨折等）造成机体大量失血，血容量下降，心输出量也因此下降，机体要保持血压稳定，唯一的出路是增加外周血管阻力，亦即使周围血管收缩。机体这种代偿反应是通过中枢和交感神经系统的兴奋和体液因素等综合作用形成的。儿茶酚胺类等血管收缩物质大量分泌，可以引起周围血管强烈收缩，使血液重新分配，以保证心、脑等重要脏器的血流灌注。此时心输出量虽然下降，但通过代偿血压仍可保持稳定，这一阶段为休克代偿期（微循环收缩期）。若能及时补充液体，纠正血容量不足，休克可能好转，因此休克早期又称可逆性休克。

(2) 如果休克代偿期不能及时有效地纠正，皮肤和周围脏器血管长期持续痉挛，由于发生血液灌流不足，引起缺血、缺氧，组织代谢成为无氧酵解。丙酮酸、乳酸等代谢产物由于不能进一步氧化而积聚，使组织处于酸性环境；同时被破坏的组织释放大量血管活性物质如组胺、缓激肽等都将作用于微循环，使毛细血管前括约肌麻痹，毛细血管网可全部开放；但微静脉平滑肌和毛细血管后括约肌对缺氧和酸中毒的耐受性强，仍处于关闭状态，因而毛细血管床的容量扩大，大量血液淤积在毛细血管床内，血管内静水压增高，液体外渗，有效循环血量进一步减少，此时进入休克中期，亦即微循环扩张期。如果毛细血管前括约肌麻痹，全部真毛细血管开放，可使血管床容量达正常时的 4 倍以上，因而有效循环血容量骤减，所以治疗时所需补充液量要比原失液量大得多。

(3) 休克中期微循环扩张，如果不能及时纠正，血流在微循环中淤滞，缺氧严重，组织遭受损害，毛细血管通透性增加，水和血浆蛋白因而渗至血管外第三间隙，血液浓缩，黏性增大，凝血机制发生紊乱，甚至形成微栓子，因而导致弥散性血管内凝血（DIC)，进入休克晚期即微循环衰竭期。如果 DIC 不能制止，可以发生血管阻塞，形成细胞和组织坏死，导致多脏器功能衰竭，因此晚期休克属于失代偿期，休克难以逆转。

（4）血流动力学改变时，微循环中血液流态和流变学发生重要改变。创伤性休克时，血液有形成分的黏着、聚集、嵌塞及血栓形成等，因而可导致微循环紊乱加重。

①酸碱平衡紊乱：创伤性失血性休克时缺氧代谢加剧，可造成乳酸、丙酮酸和其他有机酸性产物的堆积，从而发生代谢性酸中毒。酸中毒首先发生于细胞内，继而至细胞外液中。动脉血中出现代谢性酸中毒时，说明休克已进入晚期。

②各种脏器改变：创伤性失血性休克可使多脏器的功能发生改变，产生心血管、肾、肺、肝、脑、胃肠道等脏器代谢和免疫防御功能衰竭，它们可以同时或先后发生，给休克救治带来很大困难。其发生机制主要由于低灌流、缺氧和内毒素引起，病死率很高。

三、诊断

创伤失血性休克的快速识别主要是根据致伤机制、组织低灌注临床表现以及血乳酸水平等临床指标。

1. 临床识别

（1）代偿期表现：主要以液体丢失、容量血管收缩代偿为主要表现，包括早期皮肤和面色苍白，手足发冷，口渴，心动过速，精神紧张、焦虑，注意力不集中，烦躁，呼吸加快，尿量正常或减少等。此时期，血压可能正常甚至偏高。

（2）失代偿期表现：组织缺血进一步加重，可能出现神志淡漠、反应迟钝甚至昏迷；口唇、黏膜发绀，四肢湿冷，脉搏细数，血压下降，脉压明显缩小，少尿、无尿，皮肤花斑。此时期可以出现脏器功能障碍，特别是急性呼吸窘迫综合征（ARDS），甚至 MODS。

2. 量化判断

（1）休克指数：休克指数（shock index，SI）是脉搏（次 / 分）与收缩压（mmHg）的比值，是反映血流动力学的临床指标之一，可用于失血量粗略评估及休克程度分级。SI 的正常值为 0.5～0.8，SI 增大的程度与失血量呈正相关性（表 13-1）。

表 13-1 休克指数（SI）与失血量、休克程度的关系

SI	失血量（%）	休克程度
≥ 1.0	20～30	血容量减少
≥ 1.5	30～50	中度休克
≥ 2.0	50～70	重度休克

(2) 综合评估法：综合心率、血压、呼吸频率、尿量、神经系统症状等对创伤失血性休克程度进行分级（表 13-2）。

表 13-2 失血性休克程度的分级

分级	失血量（ml）	失血量占血容量比例（%）	心率（/min）	血压	呼吸频率（/min）	尿量（ml/h）	神经系统症状
I	< 750	< 15	< 100	正常	14～20	> 30	轻度焦虑
II	750～1500	15～30	> 100	下降	20～30	20～30	中度焦虑
III	1500～2000	30～40	> 120	下降	30～40	5～15	焦虑、恍惚
IV	> 2000	> 40	> 140	下降	> 40	无尿	恍惚、昏睡

四、监测与进阶评估

1. 一般监测

(1) 生命体征：主要对血压、脉搏、呼吸、体温进行监测。失血性休克的发生与否及其程度，取决于机体血容量丢失的量和速度。心率增快是创伤失血性休克最早的临床表现，但是通过心率评估创伤失血性休克的同时应该注意关注其他导致患者心率增快的常见因素，如疼痛、发热等。

(2) 尿量：尿量减少，充分补液后尿量仍 < 0.5ml/（kg·h），提示肾脏功能受损。

(3) 皮肤：皮肤湿冷、发绀、苍白、花斑等，毛细血管充盈时间 > 2s，反映了外周组织的低灌注。

(4) 神志状态：意识改变，包括烦躁、淡漠、谵妄、昏迷，是反映脑低灌注的重要指标。

2. 血流动力学监测

对休克患者应马上进行血流动力学监测。床旁超声检查可动态评估心脏功能、血管外肺水、下腔静脉变异度等指标。脉搏指数连续心输出量监测、肺动脉导管作为有创血流动力学监测方法，可在有条件的重症监护单元应用，或用于复杂、难治性休克或右室功能障碍患者。

3. 实验室监测

(1) 血常规：动态观察血常规，特别是红细胞计数、血细胞比容、血小板计数等，对判断失血程度、凝血情况非常重要。

(2) 动脉血气分析：动脉血气分析可反映机体通气、氧合及酸碱平衡状态，有助于评价呼吸和循环功能。休克患者常见代谢性酸中毒及低氧血症。创伤失血性休克者碱剩余水平是评估组织灌注不足引起酸中毒的严重程度及持续时间的间接敏感指标,治疗过程中对其变化进行监测可以指导临床治疗。

(3) 动脉血乳酸:血乳酸是组织低氧的确切指标,在临床上也被作为反映组织灌注不足的敏感指标。血乳酸 > 2mmol/L 的创伤失血性休克患者病死率显著升高,住院时间显著延长。持续动态监测血乳酸水平对休克的早期诊断、指导治疗及预后评估有重要意义。每隔 2~4 小时动态监测血乳酸水平不仅可排除一过性血乳酸增高,还可判定液体复苏疗效及组织缺氧改善情况。

(4) 凝血功能指标:对创伤失血性休克患者凝血功能进行早期和连续性监测,有条件者应用血栓弹力图可进行更有效的监测。

(5) 生化指标:监测电解质和肝肾功能,对了解病情变化和指导治疗亦十分重要。

(6) 炎性因子:炎症反应在创伤病理过程中发挥着重要作用,也可能是部分创伤并发症(脓毒症、MODS、高代谢、深静脉血栓形成等)的诱因。TNF-α、IL-1、IL-6、CRP 等均是反映创伤后炎反应程度的敏感指标,与患者伤情密切相关,有条件时可进行监测。

4. 影像学检查

(1) 存在血流动力学不稳定者(对容量复苏无反应),应尽量限制实施诊断性的影像学检查。创伤重点超声评估(focused assessment with sonography for trauma, FAST)是一种重要的检查方法,但其阴性并不能完全排除腹腔内和腹膜后出血。对怀疑存在出血的患者,如果血流动力学稳定或对容量复苏有反应,应考虑进行 CT 扫描。对于严重创伤的患者,不能根据 FAST 评估结果来决定是否需要进行 CT 扫描。

(2) 对以下情况应进行全身 CT 扫描(部分患者还需要动态复查):交通伤、高空坠落伤、受力部位不清楚创伤、严重钝性创伤或多发伤的成年患者。不建议对儿童创伤患者常规进行全身 CT 扫描,应根据临床判断限制 CT 扫描区域,确保仅对必要部位进行 CT 扫描。

5. 创伤评分与评估

(1) PHI 评分:即"院前指数法",应用收缩压、脉搏、呼吸和意识 4 个生理指标作为评分参数,若有胸或腹部穿透伤,另加 4 分。< 3 分为轻伤,3~7 分为中伤,> 7 分为重伤。是目前院前检伤评分体系中最好的一种定量分类法,国际广泛应用。

(2) GCS 评分:GCS 评分是根据患者睁眼、言语、运动对刺激的不同反应给予评分,从而对意识状态(中枢神经系统损伤程度)进行判定,总分 15 分,最低 3 分,8 分以下可判定昏迷,分数越低则昏迷程度越深。

(3) ISS 评分:ISS 评分为身体 3 个最严重损伤区域的最高 AIS 分值的平方和,AIS 是对器官、组织损伤进行量化的手段,按照损伤程度、对生命威胁性大小将每处损伤评为 1~6 分。ISS 评分范围为 1~75 分，如果单区域评分达 6 分，总体评分则直接为 75 分。通常 ISS ≥ 16 分为严重创伤，此时死亡风险为 10%，随着评分升高死亡风险增加。

(4) TRISS 评分：TRISS 评分是一种以伤后生理参数变化、损伤解剖区域和年龄（A）3 种因素为依据的结局评估方法。以存活概率（probability of survival，Ps）反映伤员结局，通常认为 Ps > 0.5 的患者可能存活，Ps < 0.5 者存活可能性小。

(5) APACHE Ⅱ 评分：通过 APACHE Ⅱ 评分对总体病情进行初步评估。研究显示，APACHE Ⅱ 评分与患者病死率之间具有相关性。

(6) 动态评估：有效的监测可以对创伤失血性休克患者的病情和治疗反应做出正确、及时的评估和判断，以利于指导和调整治疗计划，改善患者预后。创伤失血性休克患者伤情常具有隐匿性、变化快、进展快等特点，所以，在严密动态观察临床表现的同时，需尤其强调对前述重要指标进行动态监测和评估。

五、治疗

1. 救治原则

对创伤患者，应优先解除危及生命的情况，使伤情得到初步控制，然后进行后续处理，遵循"抢救生命第一，保护功能第二，先重后轻，先急后缓"的原则。对于创伤失血性休克患者，基本治疗措施包括控制出血，保持呼吸道通畅、液体复苏、镇痛以及其他对症治疗，同时重视救治过程中的损伤控制复苏策略，如损伤控制外科、限制性液体复苏可允许性低血压、输血策略、预防创伤凝血病等。

2. 紧急救治

创伤失血性休克的治疗可分为 4 期。第一期急救阶段：治疗目标为积极控制出血，最大限度维持生命体征平稳，保证血压、心输出量在正常或安全范围，实施抢救生命的策略；第二期优化调整阶段：治疗目标为增加组织氧供，优化心输出量、降低血乳酸水平；第三期稳定阶段：治疗目标为防止器官功能障碍，即使在血流动力学稳定后仍应高度警惕；第四期降阶梯治疗阶段：治疗目标为撤除血管活性药物，应用利尿药或肾脏替代疗法调整容量，达到液体平衡，恢复内环境稳定。

3. 一般处理

(1) 卧床休息，头低位，严格限制探视。

(2) 血压稳定前禁止搬运患者。

(3) 开放并保持气道通畅，必要时气管插管。

(4) 建立大静脉通道，既可选用大的周围静脉也可选用中心静脉，两者同样有效。建立静脉通道困难时，可考虑采用骨内通道，特别是紧急情况下骨内通道更为适用。

要求采用大号输液针进行补液，以保证输液速度，可能需要紧急配血、备血，一般备血 200～1000ml。

(5) 大流量吸氧，保持血氧饱和度 95% 以上。

(6) 监护心电、血压、脉搏和呼吸。

(7) 留置尿管、计每小时出入量（特别是尿量），必要时中心静脉置管测中心静脉（central venous pressure，CVP）。

(8) 镇静：地西泮 5～10mg 或劳拉西泮 1～2mg 肌内注射或者静注。

4. 扩充血容量

(1) 初步容量复苏（双通路输液）：快速输注 20～40ml/kg 等渗晶体液（如林格液或生理盐水）及胶体液（如低分子右旋糖酐或羟基淀粉）100～200ml/5～10min。

(2) 输血、病因治疗。

5. 血管加压药

经适当容量复苏后仍持续低血压则给予血管加压药。

(1) 收缩压＜ 70mmHg 伴休克征象，去甲肾上腺素 0.5～30μg/（kg·min）静脉滴注。

(2) 收缩压 70～100mmHg 伴休克征象，多巴胺 2.5～20μg/（kg·min）静脉滴注。

(3) 收缩压 70～100mmHg 不伴休克征象，多巴酚丁 2～20μg/（kg·min）静脉滴注。

6. 控制出血

(1) 敷料和止血带的应用：对于体表或表浅出血患者，可简单应用敷料压迫法控制外部出血。开放性四肢损伤存在危及生命的大出血，在外科手术前推荐使用止血带，应该标明使用时间。

(2) 骨盆外固定带的应用：当骨盆受到高能量钝性损伤后怀疑存在活动性出血时，应使用特制的骨盆外固定带。只有当特制的骨盆外固定带不合适时，如对于体型较大的成年人或体型较小的儿童，才考虑使用临时骨盆外固定带。

(3) 止血药的应用：当创伤失血性休克患者存在或怀疑存在活动性出血时，应尽快静脉使用氨甲环酸，防治创伤性凝血病。首剂 1g（≥ 10min），后续 1g 输注至少持续 8h。如果创伤失血性休克患者受伤超过 3h，避免静脉应用氨甲环酸，除非有证据证明患者存在纤溶亢进。

(4) 逆转抗凝药的作用：创伤失血性休克存在活动性出血的患者，若之前使用了影响凝血功能的药物，应快速逆转抗凝药的作用。如因心脑血管疾病经常使用华法林、抗血小板制剂（氯吡格雷、阿司匹林）、抗凝血酶制剂（达比加群）、抗 X 因子制剂（利伐沙班），即使是轻伤，也很容易发生出血事件。有活动性出血的严重创伤患者，应立即使用凝血酶原复合物（prothrombin complex，PCC）等药物来逆转拮抗药的作用。对于维生素 K 依赖的口服抗凝药患者，推荐早期使用浓缩的 PCC 进行紧急拮抗；为减轻使用新型口服抗凝药的患者发生创伤后致命性出血，建议给予 PCC；如果纤维蛋白原水平正常，血栓弹力图监测提示凝血启动延迟时建议使用 PCC 或血浆。

(5) 损伤控制性手术和确定性手术：损伤控制性手术是指在救治严重创伤患者，尤其是在患者出现"致死三联征"（低体温、酸中毒和凝血功能障碍），不能耐受长时间手术时，采用快捷、简单的操作及时控制伤情进一步恶化，使患者获得复苏时间，有机会再进行完整合理的再次或分期手术。对于合并重度失血性休克，有持续出血和凝血病征象的严重创伤患者，推荐实施损伤控制性手术。对于血流动力学稳定且不存在上述情况的患者，推荐实施确定性手术。如果体内还有大的出血未能控制，积极抗休克的同时建议早期积极手术止血。

(6) 填塞和介入治疗：对骨盆骨折导致的静脉丛出血，如外固定稳定后仍无法控制出血和维持血压，可考虑进行填塞治疗。如明确动脉活动性出血，建议考虑介入治疗，除非需要立即进行开放性手术控制其他部位出血。

7. 其他治疗

(1) 加强气道管理和保持内环境稳定。

(2) 努力稳定血流动力学状态：每 5～10 分钟快速输注晶体液 500ml（儿童 20ml/kg），共 4～6L（儿童 60ml/kg），如血红蛋白＜ 70～100g/L 考虑输血。

(3) 血管加压和正性肌力药：多巴胺 5～20pg/（kg·min），血压仍低则用去甲肾上腺素 8～12μg 静脉注射，继以 2～4pg/min 静脉滴注。维持平均动脉压 60mmHg 以上和正常心功能。

(4) 纠正酸中毒。

(5) DIC（弥漫性血管内凝血）：新鲜冰冻血浆 15～20mg，维持凝血时间在正常的 1.5～2 倍，输血小板维持其在（50～100）×10^9/L。

(6) 糖皮质激素：可疑肾上腺皮质功能不全者，琥珀酸钠氢化可的松 100mg 静脉滴注。

第 14 章 心搏骤停处理流程

一、定义

心搏骤停是指心脏射血功能的突然终止，大动脉搏动与心音消失，重要器官（如脑）严重缺血、缺氧，导致生命终止。

二、病理生理

1. 致命性的快速心律失常，这类患者有冠心病，特别是陈旧性心肌梗死，由心肌缺血、心肌损伤导致出现快速性心律失常，如室性心动过速。

2. 严重的缓慢性心律失常，特别是当窦房结出现严重的功能减退，房室结、希氏束、浦肯野纤维等次级起搏细胞不能承担心脏的起搏功能，容易发生猝死。

3. 无脉电活动，最常发生于急性心肌梗死之后，同时发生心脏破裂的患者，可以看到心电活动，却没有心脏有效的收缩。

4. 其他原因，例如肥厚型心肌病导致的青少年运动性猝死，急性心包积液导致的心脏压塞也可以引起患者的猝死。

5. 心搏骤停造成机体急性缺氧，早期会出现儿茶酚胺增多，从而引起周围血管收缩现象，保证颅脑和心脏等重要器官的血液供应，随着缺氧的加重，体内无氧代谢会导致乳酸增多，引起代谢性酸中毒，换气不足时又会引起呼吸性酸中毒。此时，儿茶酚胺的反应性会逐渐减弱，外周血管向外扩张，重要脏器血液灌注也会减少。刚开始出现损伤的为脑部，额叶和颞叶皮质会比较敏感，缺氧后也可导致脑细胞酸中毒，蛋白和细胞变性，溶酶体酶释放，并出现不可逆性损伤。

三、临床表现

心搏骤停是一种临终前状态，其临床表现包括意识突然丧失、面色苍白、瞳孔散大、呼吸断续、心音消失。心电图检查显示心室颤动、心电停止呈直线、心电机械分离等。

四、诊断

诊断标准为包括意识丧失，颈动脉搏动消失，无自主呼吸，瞳孔散大和发绀。

五、处理流程

初步判断为心搏骤停者，处理流程如下。

(1) 当班护士立即通知医生，病情危重者通知科主任及护士长。

(2) 抢救措施。

①黄金 4min：心肺复苏术 CPR 是最初的急救措施，心肺复苏时间与其存活率有密切关系。一般情况下，线条停止 10～15s 意识丧失，30s 呼吸停止，60s 瞳孔开始散大固定，4min 糖无氧代谢停止。5min 脑内 ATP 枯竭、能量代谢完全停止，故一般认为，完全缺血缺氧 4～6min 脑细胞就会发生不可逆的损害。

②首先开放气道，具体操作为：及时发现并清除鼻道异物，如判断患者无自主呼吸，应立即进行口对口人工呼吸，仰卧位头后仰，下颌上抬，如牙关紧闭时可改为口对鼻呼吸，拇指、示指捏紧鼻翼，深吸气，双唇包住患者口部，用力吹气使胸部上抬，放手，抬头换气，胸廓自动回缩。连续 2 次，吹气 2s，10～20 次 / 分（成人），潮气量 700～1000ml（成人），儿童、婴幼儿 20 次 / 分，吹气以胸廓上抬为准。

③然后进行心脏复律，具体操作为：胸外心脏按压时定位为胸骨中下 1/3 交界处，剑突切迹上 2 横指，仰卧在硬板床或地上，左手的掌根部紧贴示指上方，放在按压区，将右手掌根重叠放在左手的掌根上，右手手指插入左手手指之间，使两手手指交叉抬起脱离胸壁。抢救者双臂应绷直，左肩在患者胸骨上方正中，垂直向下用力按压，按压利用髋关节为支点，电除颤时，将除颤仪的两个电极板，一个放置在右锁骨中线第 2 肋间，另一个心尖部的电极板放置在左侧腋中线或腋前第 5 肋间。能量选择：首次 200J，第 2 次 200～300J，第 3 次 360J，充电放电连续 3 次，不成功则进行药物除颤，心脏复律后建立心电监护。

④接着建立大口径静脉通道，具体操作为：迅速静脉推注肾上腺素；纠正酸中毒、电解质紊乱，纠正低血压，改善微循环；补液原则为先盐后糖。

⑤最后进行脑复苏，具体操作为：头部冰帽，1h 内降温效果最好，最好在复苏的 5～30min 内进行，在心脏按压的同时头部帽或冰枕降温，体表大血管处冰敷以配合人工冬眠等，一般降至 33～34℃（亚低温）。若降至 28℃ 以下则易诱发室颤等严重心律失常，故宜采用头部降温法。降温一般需 2～3 天，严重者需 1 周以上。其次加入改善脑细胞药物，冬眠药物、激素、利尿药应用。及时监测，准确记录生命体征、意识瞳孔、有否发绀、血氧饱和度、血气分析、尿量，做好抢救记录。保持气道通畅，呼吸机运转正常。留置导尿，记录出入量及每小时尿量。注意药物配伍禁忌。

(3) 做好患者及家属解释安慰工作。

(4) 根据病情转归情况，做好后续处理：若病情稳定，则做好记录，注意继续观察病情变化。若病情不稳定，则由科主任或主管医生决定是否转监护中心继续抢救治疗。

第15章 急性心肌梗死处理流程

一、定义

急性心肌梗死是因冠状动脉出现急性阻塞，心脏肌肉因缺乏血液供应出现坏死，使得心脏功能受损的一种可能危及生命的急性病症，属于急性冠脉综合征范畴。

二、病理生理

1. 冠状动脉突然发生阻塞，局部心肌由于血供中断而发生缺血坏死。这可能由于斑块迅速增大或斑块出血，血栓形成等机械性阻塞；也可能由于冠状动脉痉挛引起。左冠状动脉前降支阻塞常见，主要产生前壁、心室间隔前部及部分侧壁的心肌梗死，右冠状动脉阻塞常产生左心室膈面、后壁、室间隔后半部及右心室的心肌梗死；左回旋支阻塞产生左心室侧壁及近心底部左心室后壁心肌梗死。如影响窦房结、房室结及束支传导组织的血供，则产生各种程度的心脏阻滞。大片心肌梗死波及心外膜可导致心包反应。

2. 心肌在缺血缺氧的情况下，酵解葡萄糖增强，产生大量乳酸，形成局部心肌细胞酸中毒。另外，产生的 ATP 远远少于正常有氧分解，能量的供应不能满足心肌代谢的需要。ATP 不仅是心肌收缩的能源，而且是推动钠泵和钙泵的动力。心肌缺血可影响心肌的收缩和舒张功能，在血流动力学上，表现心排血量降低，左心室充盈压升高，临床表现为心力衰竭和心源性休克。

3. 心肌严重缺血时，膜电位明显降低，促使出现慢反应动作电位。慢反应的自律活动，随膜电位减小而不断增高。心脏内的潜在起搏点可由于这种特殊自律活动而形成异位节律，常见为室性期前收缩。此外缺血区心肌细胞缺血性损害程度不一致，造成复极化的速度不均匀或有部分极化状态存在，易引起折返性室性心动过速。

三、临床表现

急性心肌梗死最常见的典型症状为突然出现的胸骨后持续性压榨性疼痛，程度重于心绞痛，可向左上肢或颈部放射，伴有乏力、恶心、呕吐、大汗及濒死的恐惧感。

四、诊断

根据典型的临床表现，特征性心电图衍变以及血清生物标志物的动态变化，可做出正确诊断。心电图表现为 ST 段抬高者诊断为 ST 段抬高型心肌梗死；心电图无

ST 段抬高者诊断为非 ST 段抬高型心肌梗死（过去称非 Q 波梗死）。老年人突然心力衰竭、休克或严重心律失常，也要想到本病的可能。

五、处理流程

初步判断为急性心肌梗死者，处理流程如下。

(1) 当班护士立即通知医生，病情危重者通知科主任及护士长。

(2) 抢救措施。

①及时吸氧，并监测血气分析。

②迅速进行常规心电图检查，必要时加做 $V_7 \sim V_9$ 及 $V_{3R \sim 6R}$ 导联。要注意超急性期的 T 波改变（高耸 T 波）以及 ST 段、T 波的演变过程，有心力衰竭及休克宜做漂浮导管行血流动力学监测。

③快速建立静脉通道，输液速度宜慢，视病情给予哌替啶、吗啡及其他镇痛药。

④确认并准确执行有效医嘱：扩张冠状血管药物可选择硝酸甘油 10～20mg，加入葡萄糖溶液中静脉滴注 10～20μg/min，注意低血压者慎用；异山梨酯 10mg，一日 3 次，口服；硝苯地平 10mg，一日 3 次，口服；静脉内溶栓治疗，可选用：尿激酶 150 万 U 加入 5% 葡萄糖溶液 100ml，30min 滴完；链激酶 150 万 U 加入 5% 葡萄糖溶液 150ml，60min 滴完；重组组织型纤溶酶原激活药首剂 10mg，3～5min 内注入，第 1 小时静脉滴注 50mg，第 3 小时内静脉滴注 40mg，总量为 100mg；溶栓后应予以静脉滴注肝素，通常 500～1000U/h，连用 5 天。

⑤及时监测，准确记录：患者意识、生命体征、尿量、血气分析、凝血谱动态变化。溶栓后定期做心电图、抽血查心肌酶、观看皮肤黏膜有无出血倾向，留意观看有无心力衰竭、心源性休克、急性肺水肿的表现，观看心律呼吸尿量的改变，严格记录出入量并做好相关护理记录。

(3) 做好患者及家属解释安慰工作。

(4) 根据病情转归情况，做好后续处理：若病情稳定，则做好记录，注意继续观察病情变化。若病情不稳定，则由科主任或主管医生决定是否转监护中心继续抢救治疗。

第 16 章　高血压急症处理流程

一、定义

高血压急症是指在原发性或继发性高血压患者，在某些诱因作用下，血压突然和显著升高（一般超过 180/120mmHg），同时伴有进行性心、脑、肾等重要靶器官功能急性损害的一种严重危及生命的临床综合征。

二、病因

1. 交感神经张力亢进：在各种应激因素（如精神严重创伤、剧烈情绪变化、过度疲劳、寒冷刺激、气候变化等）作用下，交感神经张力、血液中缩血管活性物质大量增加，诱发短期内血压急剧升高。

2. 肾脏急性受损：肾性高血压是继发性高血压中最为多见的，包括急、慢性肾小球肾炎、慢性肾盂肾炎（晚期影响到肾功能时）、肾动脉狭窄、肾结石、肾肿瘤等。

3. 血管急性病变：主动脉狭窄、多发性大动脉炎等。颅脑病变使颅内压增高也可引起继发性高血压。

4. 内分泌疾病：如嗜铬细胞瘤分泌儿茶酚胺急剧增加，或甲状腺疾病引起甲状腺素异常释放。

5. 心血管受体功能异常：常见于骤停抗高血压药物。

三、临床表现

此病起病突然，病情凶险。通常表现为剧烈头痛，伴有恶心、呕吐、视力障碍和精神及神经方面异常改变。具体包括以下几个方面。

1. 血压显著增高：收缩压升高达 180mmHg 以上和（或）舒张压显著增高，可达120mmHg 以上。

2. 自主神经功能失调征象：面色苍白，烦躁不安，多汗，心悸，心率增快（＞100 次 / 分），手足震颤，尿频等。

3. 靶器官急性损害的表现：①眼底改变，视物模糊、视力丧失、眼底检查可见视网膜出血、渗出、视盘水肿；②充血性心力衰竭，胸闷、心绞痛、心悸、气急、咳嗽，其至咯泡沫痰；③进行性肾功能不全，少尿、无尿、蛋白尿，血浆肌酐和尿素氮增高；④脑血管意外，一过性感觉障碍、偏瘫、失语、严重者烦躁不安或嗜睡；⑤高血压脑病，剧烈头痛、恶心和呕吐，有些患者可出现神经精神症状。

四、诊断

诊断高血压急症的血压标准是短时间内（数小时至数日）血压急剧升高，一般收缩压＞180mmHg 和（或）舒张压＞120mmHg。在血压急剧升高基础上伴有以下任何一种疾病即可诊断为高血压急症：高血压脑病；急性冠脉综合征；不稳定型心绞痛、心肌梗死；急性左心功能不全；急性主动脉夹层；急性肾衰竭；急性颅内血管意外：出血性脑血管意外、血栓性脑血管意外、蛛网膜下腔出血；高儿茶酚胺状态：嗜铬细胞瘤危象，单胺氧化酶抑制药与酪胺的相互作用，骤停抗高血压药物。最后应注意血压水平的高低与急性靶器官损害的程度并非成正比。一部分高血压急症并不伴有特别高的血压值，并发急性肺水肿、主动脉夹层动脉瘤、心肌梗死者，即使血压仅为中度升高，也应视为高血压急症。

五、处理流程

初步判断为高血压急症者，处理流程如下。

(1) 当班护士立即通知医生，病情危重者通知科主任及护士长。

(2) 处理措施。

①予以平卧位，暂禁食，及时吸氧、心电监护、建立静脉通路等处理。

②监测血压：10～15min 监测 1 次。

③确认并准确执行有效医嘱：高血压急症严重危及患者生命，需作紧急处理。但短时间内血压急骤下降，可能使重要器官的血流灌注明显减少，应采取逐步控制性降压。一般情况下，初始阶段（数分钟到 1h 内）血压控制的目标为平均动脉压的降低幅度不超过治疗前水平的 25％。在随后的 2～6h 内将血压降至较安全水平，一般为 160/100mmHg 左右，如果可耐受这样的血压水平，临床情况稳定，在以后 24～48h 逐步降低血压达到正常水平。降压时需充分考虑到患者的年龄、病程、血压升高的程度、靶器官损害和合并的临床状况，因人而异地制订具体的方案。降压时可选择硝苯地平 10mg，舌下含服，注意老年人相对禁用，因降压太快，舒张血管反射性引起交感神经兴奋，心率加快；伴随心率快降压可选择酒石酸美托洛尔 25～50mg 口服，注意询问哮喘和糖尿病病史，也可选择卡托普利 12.5～25mg，2～3 次 / 日，注意此药禁用于肾血管狭窄。

④高血压急症静脉给药选择：乌拉地尔具有自限性降压效应，使用较大剂量亦不产生过度低血压，是诱导中度低血压（平均动脉压为 70mmHg）最合适的药物。具体用法为：12.5～25mg 静脉注射，随后 250mg 加入 500ml 生理盐水静脉滴注，3～5min 起效，滴数 6mg/min（2 滴 / 秒）；硝酸甘油：生理盐水 250ml 或 5% 葡萄糖注射液

250ml+ 硝酸甘油注射液 2.5mg 静脉滴注，每分钟 10～15 滴，随时监测血压。对合并冠心病、心功能不全者尤为适用。

⑤若发生急性脑水肿：配合 20% 甘露醇注射液 250ml 静脉滴注，2～3 次 / 日；若发生急性左心力衰竭：呋塞米 20～40mg，心率快者 0.4mg。

⑥及时监测，准确记录：患者意识、生命体征、尿量，注意患者血压的变化，协助做好血生化、血常规及血气分析等的监测。

(3) 做好患者及家属解释安慰工作。

(4) 根据病情转归情况，做好后续处理：若病情稳定，则做好记录，注意继续观察病情变化。若病情不稳定，则由科主任或主管医生决定是否转监护中心继续抢救治疗。

第 17 章　呼吸衰竭处理流程

一、定义

呼吸衰竭是各种原因引起的肺通气和（或）换气功能严重障碍，以致不能进行有效的气体交换，导致缺氧伴（或不伴）二氧化碳潴留，从而引起一系列生理功能和代谢紊乱的临床综合征。

二、病因

1. 呼吸道病变：支气管炎症、支气管痉挛、异物等阻塞气道，引起通气不足，气体分布不匀导致通气 / 血流比例失调，发生缺氧和二氧化碳潴留。

2. 肺组织病变：肺炎、重度肺结核、肺气肿、弥散性肺纤维化、成人呼吸窘迫综合征（ARDS）等，可引起肺容量、通气量、有效弥散面积减少，通气 / 血流比例失调导致肺动脉样分流，引起缺氧和（或）二氧化碳潴留。

3. 肺血管疾病：肺血管栓塞、肺梗死等，使部分静脉血流入肺静脉，发生缺氧。

4. 胸廓病变：如胸廓外伤、手术创伤、气胸和胸腔积液等，影响胸廓活动和肺脏扩张，导致通气减少吸入气体不匀影响换气功能。

5. 神经中枢及其传导系统呼吸肌疾病：脑血管病变、脑炎、脑外伤、药物中毒等直接或间接抑制呼吸中枢；脊髓灰质炎以及多发性神经炎所致的肌肉神经接头阻滞影响传导功能；重症肌无力等损害呼吸动力引起通气不足。

三、临床表现

呼吸衰竭除原发病症状外主要为缺氧和二氧化碳潴留的表现，如呼吸困难、急促、精神神经症状等，并发肺性脑病时，还可有消化道出血。

四、诊断

本病主要诊断依据，急性的如溺水、电击、外伤、药物中毒、严重感染、休克；慢性的多继发于慢性呼吸系统疾病，如慢性阻塞性肺疾病等。结合临床表现、血气分析有助于诊断。

五、处理流程

初步判断为呼吸衰竭者，处理流程如下。

(1) 当班护士立即通知医生，病情危重者通知科主任及护士长。

(2) 抢救措施。

①首先畅通患者气道，如痰或异物阻塞者，患者取卧位，开口显露咽部迅速取出或掏出声门前痰或异物，如遇急性喉水肿，则紧急环甲膜穿刺、地塞米松局部喷雾或静脉注射。若遇张力性气胸：立即取粗针头于气管偏移对侧鼓音明显处穿刺排气减压，如哮喘窒息，应立即沙丁胺醇（舒喘宁）雾化吸入、氨茶碱 0.125～0.25g 及地塞米松 5～10mg 稀释后缓慢静注。

②然后氧疗并维持通气，鼻管高浓度吸氧，呼吸浅慢者静脉注射呼吸兴奋药。并及时建立静脉通道维持循环及应用应急药物。

③确认并准确执行有效医嘱：扩张支气管使用 0.5% 沙丁胺醇溶液 0.5ml 加生理盐水 2ml，以氧气驱动雾化吸入，静脉滴注氨茶碱每日限量 1.25g，必要时给予糖皮质激素。上述处理无效则气管插管或气管切开，以建立人工气道。使用呼吸兴奋药时，对低通气以中枢抑制为主者，呼吸兴奋药疗效较好，其他情况应慎重。具体用法为尼可刹米 0.375～0.75g 静推，随即以 3～3.75g 加入 500ml 液体中静脉滴注，4～12h 无效或有严重不良反应时停用。

④呼吸道感染常诱发急性呼吸衰竭，应根据痰液或呼吸道分泌物培养及药敏结果，选用有效抗生素治疗。同时加强营养支持治疗，抢救时，常规给患者鼻饲高蛋白、高脂肪和低碳水化合物，以及多种维生素和微量元素的饮食，必要时静脉滴注脂肪乳剂。

⑤及时监测，准确记录：患者意识、生命体征、尿量、创口情况等，协助做好氧饱和度、血电解质、肾功能及血气分析等的监测。

(3) 做好患者及家属解释安慰工作。

(4) 根据病情转归情况，做好后续处理：若病情稳定，则做好记录，注意继续观察病情变化。若病情不稳定，则由科主任或主管医生决定是否转监护中心继续抢救治疗。

第 18 章　弥散性血管内凝血处理流程

一、定义

弥散性血管内凝血（disseminated intravascular coagulation，DIC）是指微血栓广泛地沉着于小血管中，它不是一种独立的疾病，而是许多疾病在进展过程中产生凝血功能障碍的最终共同途径，是一种临床病理综合征。

二、病理生理

1. 组织因子释放，外源性凝血系统激活，启动凝血过程：严重的创伤、烧伤、大手术、产科意外等导致的组织损伤，肿瘤组织坏死，白血病，放、化疗后所致的白血病细胞大量破坏等情况下，可释放大量组织因子入血，激活外源性凝血系统，启动凝血过程，促进 DIC 的发生。

2. 血管内皮细胞损伤，凝血、抗凝调控失调。缺氧、酸中毒、抗原 - 抗体复合物、严重感染、内毒素等原因，均可损伤血管内皮细胞，产生如下作用：损伤的血管内皮细胞释放组织因子，启动外源性凝血系统；血管内皮细胞的抗凝作用降低。血管内皮细胞产生组织型纤溶酶原激活物减少，使纤溶活性降低；血管内皮细胞损伤使一氧化氮、前列腺素、ADP 酶等产生减少，其抑制血小板黏附、聚集的功能降低，而且由于血管内皮细胞损伤，基底膜胶原暴露，血小板的黏附、活化和聚集功能增强。

3. 血细胞大量破坏，血小板被激活，异型输血、疟疾等，特别是伴有较强免疫反应的急性溶血时，可引起红细胞大量破坏，一方面，破坏的红细胞释放大量 ADP 等促凝物质，促进血小板黏附、聚集，导致凝血；另一方面，红细胞膜磷脂可浓缩并局限 F Ⅶ、F Ⅸ、F Ⅹ 及凝血酶原等，生成大量凝血酶，促进 DIC 的发生；急性早幼粒细胞白血病患者放、化疗导致白细胞大量破坏时，释放组织因子样物质，激活外源性凝血系统，启动凝血，促进 DIC 的发生。内毒素、白细胞介素 -1 等，可诱导血液中的单核细胞和中性粒细胞表达组织因子，启动凝血。

4. 血小板的激活：在 DIC 的发生发展中，血小板多为继发性作用，只有在少数情况下，如血栓性血小板减少性紫癜时，血小板起原发性作用。

5. 促凝物质进入血液：急性坏死性胰腺炎时，大量胰蛋白酶入血，可激活凝血酶原，促进凝血酶生成。某些肿瘤细胞也可分泌促凝物质，羊水中含有组织因子样物质。此外，内毒素可损伤血管内皮细胞，并刺激血管内皮细胞表达组织因子，促进 DIC 的发生。

三、临床表现

临床表现与基础疾病有关。DIC 时何种蛋白溶解过程（凝血或纤溶）处于优势，将在很大程度上决定临床表现的特征。以凝血为主者可只表现为血栓栓塞性 DIC；以纤溶为主者可发展为急性消耗性出血。也可在上述之间呈现一种广谱的，涉及不同类型的 DIC 临床表现。

出血：多部位出血常预示急性 DIC。以皮肤紫癜、瘀斑及穿刺部位或注射部位渗血多见。在手术中或术后伤口部位不断渗血及血液不凝固。血栓栓塞：由于小动脉、毛细血管或小静脉内血栓引起各种器官微血栓形成，导致器官灌注不足、缺血或坏死。表现皮肤末端出血性死斑；手指或足趾坏疽。休克：DIC 的基础疾病和 DIC 疾病本身都可诱发休克。各脏器功能受损：肾脏受损率 25%～67%，表现为血尿、少尿、甚至无尿；中枢神经功能障碍表现意识改变、抽搐或昏迷；呼吸功能受影响表现肺出血、不同程度的低氧血症；消化系统表现消化道出血等；肝功能障碍 22%～57%，表现黄疸、肝衰竭。

四、诊断

DIC 诊断的一般标准：存在易致 DIC 的基础疾病，无论是国内，还是国外的诊断标准，是否存在基础疾病极为重要。若没有明确诱发 DIC 的基础疾病诊断应慎重。如感染、恶性肿瘤、大型手术或创伤、病理产科等。

有下列 2 项以上的临床表现：严重或多发性出血倾向；不能用原发病解释的微循环障碍或休克；广泛性皮肤黏膜栓塞、灶性缺血性坏死、脱落及溃疡形成，或不明原因的肺、肾、脑等器官功能衰竭；抗凝治疗有效。

实验室符合下列条件：同时有下列 3 项以上实验异常：血小板计数、凝血酶原时间、激活的部分凝血活酶时间、凝血酶时间、纤维蛋白原水平、D- 二聚体等。

疑难或特殊病例进行特殊检查。

五、处理流程

初步判断为弥散性血管内凝血者，处理流程如下。

(1) 当班护士立即通知医生，病情危重者通知科主任及护士长。

(2) 抢救措施。

①在医生未到达前，可先予以吸氧、心电监护、建立静脉通路等紧急处理，并向病员做好心理安慰，同时做好机械通气等相关准备。

②确认并准确执行有效医嘱：诊断 DIC 应送检的项目包括血小板计数、血浆纤

维蛋白原、凝血酶原时间（PT）、凝血酶时间（TT）、活化的部分凝血活酶时间（APTT）、3P 试验等，并根据病情变化，动态观察上述结果。有条件时，可查纤溶酶原、血、尿 FDP，血浆 β-TG 或 PF4 及 TXB2 以及 AT-Ⅲ 含量及活性等。

③对病因及原发病的治疗是终止 DIC 的根本措施。肝素治疗急性 DIC，成人首次可用 5000U 静脉推注，以后每 6 小时静脉滴注 500～1000U。也可用肝素每次5000U 皮下注射，每 8 小时 1 次。一般将 APTT 维持在正常值的 1.5～2 倍，TT（凝血酶时间）维持在正常值的两倍或试管法凝血时间控制在 20～30min 较为适宜。近年来肝素用量已趋小剂量化。

④使用抗血小板药物时，双嘧达莫每日 400～600mg。低分子右旋糖酐，每次500ml 静脉滴注。补充血小板、凝血因子及抗凝血因子：如血小板明显减少，可输浓缩血小板；如凝血因子过低。可输新鲜冰冻血浆、凝血酶原复合物、冷沉淀物及纤维蛋白原制剂。

⑤抗纤溶治疗：抗纤溶药物在 DIC 早期忌用，只有当继发性纤溶亢进成为出血主要原因时才可与肝素同时应用。常用药有 6- 氨基己酸（6-Aminohexanoic acid，EACA）、氨甲苯酸（PAMBA）等。

⑥及时监测，准确记录：患者意识、生命体征、尿量、血气分析、凝血谱动态变化以及患肢情况的严密观察等。

(3) 做好患者及家属解释安慰工作。

(4) 根据病情转归情况，做好后续处理：若病情稳定，则做好记录，注意继续观察病情变化。若病情不稳定，则由科主任或主管医生决定是否转监护中心继续抢救治疗。

附录 中国人民解放军联勤保障部队第九〇九医院科室简介

中国人民解放军联勤保障部队第九〇九医院骨科成立于 1963 年，1989 年成为原南京军区创伤骨科研究所，2006 年升格为全军创伤骨科中心，2012 年成为全军骨科中心。现展开床位 300 张，设有四个医疗病区和一个中心实验室。现有主系列人员 79 名，硕博士 69 人，硕士以上学历占 87.3%，主任医师、教授 6 名，副主任医师、副教授 15 名，主任技师 2 名，副主任护师 1 名。军队及省部以上学术组织任职 14 人次，享受国务院津贴 4 人，军队优秀人才岗位津贴 4 人，年收治住院患者 13 000 人次，手术 14 000 余台次。

骨科技术力量雄厚，在全军和福建省保持领先水平，其中四肢严重战创伤、脊柱脊髓伤病、关节疾病等的治疗水平处于全国先进水平。在国内较早开展了上颈椎、上胸椎的前后路手术，髋臼骨折、全脊柱整块切除术、骨盆骨折前后入路固定，四肢大关节置换、吻合血管的各类组织瓣移植等高难度手术。医院拥有一大批国际先进的医疗器械，总价值达 3000 万余元，为医疗、科研提供了有力保障。

骨科医院拥有一批老中青相结合的科研骨干，近年来在 SCI 收录的期刊和国家核心期刊发表论文 500 余篇，主编、主译骨科专著 8 部，参与编撰行业指南共识 20 余篇。获各类科研基金课题 29 项，基金总额 1000 余万元，获福建省科学技术一等奖 2 项，军队和福建省科技进步、医疗成果二等奖 20 余项，三等奖 30 余项，获国家发明专利 12 项。此外，骨科是福建省院士工作站、全军博士后工作站及七所军地医学院校的临床教学基地，厦门大学、福建医科大学、南昌大学等的硕博士研究生培养点，现有研究生导师 10 人，硕博士研究生 27 名。

在长期的医教研和科室管理过程中，骨科逐步形成了以"团队至上，崇医厚德，图强创新"为核心的独特科室文化，树立了"心里有话说出来，关键时刻站出来，遇到困难冲上来，攻坚战时一起来"的骨科人精神，良好的学科运行机制、浓厚的科室学习氛围、团结奋进的科室精神，极大促进了学科的建设发展。

近年来，骨科致力于保障打赢，多人多次参加重大演习演训任务，荣立集体二等功 1 次、三等功 11 次，被表彰为"全国三八红旗集体""联勤保障部队先进基层党组织""联勤保障部队践行强军目标先进单位""全军十一五医学科技创新先进单位"。

新时代，新征程，第九〇九医院日新月异的变化为骨科跨越性发展提供了坚实的基础，全体骨科人正齐心协力，积极进取，力创新的辉煌！